ALTERNATIV HEILEN

Karl Heinz Reger sammelte auf Reisen durch alle Kontinente Informationen über Therapien und Heilweisen – insbesondere der Volksmedizin. Er ist Autor zahlreicher historischer, volkskundlicher und populärmedizinischer Bücher. Seit 15 Jahren beschäftigt er sich in Vorträgen, Zeitschriftenbeiträgen und auch einem immer wieder aufgelegten Buch, *Die natürlichen Kräuterrezepte und Heilverfahren der heiligen Hildegard von Bingen,* mit dem Heilwissen dieser erstaunlichen Frau. Zugleich ist er leitender Redakteur einer Münchner Tageszeitung.

Dieses Buch wurde auf chlor- und säurefreiem Papier gedruckt.

Originalausgabe Dezember 1997

Umschlagillustration Susannah zu Knyphausen, München
DTP-Satz und Herstellung Barbara Rabus
Druck und Bindung Ebner Ulm
Printed in Germany
ISBN 3-426-76172-6

2 4 5 3 1

Karl Heinz Reger

Das Heilwissen der Hildegard von Bingen

Knaur®

»Der Kranke wird geheilt werden –
oder Gott will nicht, daß er gesund wird.«

Hildegard von Bingen

Inhalt

Einleitung

Orandum est, ut sit mens sana
in corpore sano
(Man muß beten, daß ein gesunder Geist
in einem gesunden Körper wohne)

Von der Benediktusregel zum Internet: das »weise Maß«

Wer heute Rat bei Gesundheitsproblemen sucht, kann zu Experten gehen, in Büchern nachschlagen – oder sich eines ganz modernen Mediums bedienen, des »Internet«. Es gibt bereits Ärzte und Zahnärzte, die nicht nur ihre Leistungen in diesem elektronischen Verbund anpreisen, sondern auch Rat geben und danach ganz offen einen »Unkostenbeitrag« in der Größenordnung von 30 oder 40 Mark erbitten.
Nicht selten taucht bei »Links«, elektronischen Querverbindungen im Internet, der Name einer Expertin auf, die vor rund 900 Jahren geboren wurde: Hildegard von Bingen (1098–1179). Wer den Namen der Heiligen in die elektronischen Suchmaschinen eingibt, hat Sekunden später Hunderte von Fundstellen auf seinem Bildschirm. Nicht nur im deutschen Sprachraum, besonders auch in Skandinavien, in Großbritannien und den Vereinigten Staaten von Amerika beschäftigt man sich heute mit dem Werk der heiliggesprochenen Äbtissin.

Neue Bücher über sie erscheinen, Kongresse werden organisiert, viele natürlich im Zusammenhang mit dem neunhundertsten Geburtstag der Heiligen.
Geboren wird Hildegard im Jahr 1098 in dem rheinhessischen Dorf Bermersheim in der Nähe der heutigen Kreisstadt Alzey als zehntes Kind des Hildebert von Bermersheim und der Mechthild von Merxheim. Schon mit acht Jahren wird das Mädchen, der Tradition der Zeit entsprechend, auf dem Disibodenberg zu ihrer Tante Jutta von Sponheim gebracht. Jutta leitet die von ihrem Vater Graf Stephan von Sponheim erbaute Frauenklause beim dortigen Mönchskloster der Benediktiner. Sie nimmt dieses Kind an, das ihre Eltern in Erweiterung der kirchlichen Gesetzgebung um den »Zehenten« (jeweils das zehnte gehört der Kirche) »Gott weihen« und für eine Klosterlaufbahn bestimmen. Zwischen 1112 und 1115, also im Alter von 14 bis 17 Jahren, nimmt Hildegard den Schleier.

Hildegard von Bingen propagiert die »Lifestyle-Medizin«

Jutta unterrichtet Hildegard im Lesen und Schreiben, in der lateinische Sprache, dem Gesang der Psalmen, im Regelwerk der Benediktiner. »Die frühe Kirche beschrieb Jesus als den Erzieher, der uns die Kunst des gesunden Lebens lehrt«, schreibt der Benediktinerpater Johann Gartner im Katalog zur niederösterreichischen Landesausstellung »Die Kunst des Heilens«, die 1991 in der Kartause Gaming stattfand, »die Seelsorge hatte damals das Heil des ganzen Menschen im Blick. In den späteren Jahrhunderten wurde vor allem das Heil der Seele in übernatürlichen Dimensionen gesehen. Daher wurden gelegentlich die natürlichen Regeln einer gesunden Lebensführung vernachlässigt.«

Hildegard von Bingen wuchs aber noch in der Tradition jenes geistlichen Lebens auf, für das der um 480 geborene heilige Benedikt von Nursia die berühmte »Regula« aufstellte, jene Gemeinschaftsregeln, die bis zum 13. Jahrhundert in nahezu allen abendländischen Klöstern Gültigkeit hatten. Die medizinischen Werke der Heiligen – die übrigens nie »formell« heiliggesprochen, aber u. a. von Papst Sixtus V. 1586 in das in seinem Auftrag erstellte »Martyrologium universale«, das Verzeichnis der Märtyrer und Heiligen aller Länder und Zeiten, mit dem 17. September als Gedenktag aufgenommen wurde – sind also nicht, wie früher gesehen, ein »Anhängsel« des höher bewerteten mystischen Werkes, sondern ein gleichwertiger Teil ihrer spirituellen Botschaft. Darüber hinaus muß berücksichtigt werden, daß die Beschäftigung mit medizinischen Problemen für eine Äbtissin in dieser Zeit keineswegs ungewöhnlich war. Die Klöster waren damals – von wenigen Ausnahmen abgesehen – die einzigen Institutionen, die so etwas wie Krankenanstalten unterhielten. Priester wie Nonnen übten bis ins erste Drittel des 12. Jahrhunderts hinein zugleich auch den Arztberuf aus (erst ab 1130 – bis 1663 – gab es immer wieder kirchliche Verbote für diese Doppeltätigkeit). Sicher wurde auch im Benediktinerkloster von Disibodenberg und in der angegliederten Frauenklause, die sich mit der Zeit zum eigenständigen Nonnenkloster entwickelte, Krankenpflege betrieben.

Nach dem Tod der frommen Jutta von Sponheim wird Hildegard Äbtissin. Um diese Zeit schreibt Hildegard bereits an ihren Büchern. Aus rund 300 bekannten Briefen weiß

man, daß sie nun bereits mit dem Abt Bernhard von Clairveaux korrespondiert, dem bedeutendsten unter den romanischen Mystikern (1091–1153), mit Äbten, mit Papst und Kaiser, mit Gelehrten vieler Universitäten und mit der Erfahrung ihrer Visionen lebt, die sie etwa seit ihrem dritten Lebensjahr hat. Auf der Synode von Trier (1147/48) bestätigt sie Papst Eugen III. als Prophetin.
Aber zurück zur spirituellen Botschaft der Heiligen. Vor dem Sündenfall von Adam und Eva war der Mensch, so ein Element des therapeutischen Denkens von Hildegard, gesund und stark, bedurfte weder der Nahrung noch des Schlafes, war eingebunden in das Universum.
In ihrer berühmten »Physica« schreibt Hildegard von Bingen: »Alle Elemente dienten ihm freiwillig, weil sie spürten, daß er Leben hatte. Sie kamen seinen Unternehmungen entgegen und wirkten mit ihm wie er mit ihnen. Bei diesem gegenseitigen Bund nun gab die Erde ihre grüne Lebensfrische (viriditas), je nach Art und Natur des Menschen, völlig entsprechend seiner Denkweise und seinem Lebenswandel. Alle Elemente der Welt sind für den Menschen geschaffen und bieten ihm ihre Dienste dar.«
Mit Adams Fall beginnt jedoch »die Nacht ihre Herrschaft«. Seit dem Fall dieses ersten Menschen, kommentiert der Medizinhistoriker Heinrich Schipperges in dem schon erwähnten Katalog zur Ausstellung »Kunst des Heilens«, »ist dieser Umgang mit der Natur gestört. Der Mensch – ›totus mutatus‹ – führt jetzt eine Existenz der Sorge und der Angst (in quadruvio saecularium curarum existens): er ist korrupt und nähert sich dem Nichts. Er krankt sich selbst und macht sich krank, indem er sein Werk verwirkt und am Worte versagt. Dieser pathologische Zustand prägt durch-

wegs unsere befristete Lebenszeit, und er belastet mit jeder tagtäglichen Entscheidung die gesamte Daseinsverfassung. Ist doch der Mensch an seiner ursprünglich kosmischen Mission gescheitert: Er ist der ›homo rebellis‹ geworden, der in seiner Verfallenheit und Verfremdung nicht nur die eigene Natur beeinträchtigt hat, sondern auch die Natur da draußen in Verwirrung brachte und das Gefälle der Zeit in unheilvolle Bewegung versetzte.«

Der Not und den Leiden, die uns Menschen seit diesem »Sündenfall« Adams und Evas quälen, setzt Hildegard von Bingen ihr therapeutisches Konzept entgegen, bei dem sie, so der schon erwähnte Benediktinerpater Johann Gartner, »die antike Gesundheitslehre mit den Grundsätzen der Benediktusregel« verbindet. Johannes Gartner kommentiert: »Sie fordert immer wieder das rechte (›weise‹) Maß im Umgang mit Licht und Luft, mit Essen und Trinken, mit Arbeit und Muße, mit Schlafen und Wachen, und schließlich den rechten Umgang mit Gedanken und Gefühlen. Für Hildegard besteht ein enger Zusammenhang zwischen geistlichem Leben und einer gesunden Lebensführung.«

Nur mit »Lifestyle«-Medizin ist unser Gesundheitssystem künftig finanzierbar!

Lebensführung, Lebensstil oder international »Lifestyle« – das sind die Stichwörter, die uns in unser Zeitalter bringen. Wie Priester, Mönche und Nonnen mit der Betonung der übernatürlichen Dimensionen unseres Daseins den menschlichen Körper mit seinen Bedürfnissen und Beschwernissen etwas aus den Augen verloren haben, haben

Ärzte ihre Aufgabe im Gesundheitssystem überwiegend im Bekämpfen von Krankheiten gesehen.
Unbestritten wurde dabei sensationell viel erreicht, besonders in unserem Kulturkreis. »Die Europäer werden immer gesünder«, berichtete zum Beispiel der österreichische Professor Hademar Bankhofer während der Gesundheitspolitischen Konferenz des Europäischen Instituts für Immunforschung und Immuntherapie (Baiersbronn/Schwarzwald) und der EVP im Europaparlament in Straßburg. »Als greifbares Indiz für den Gesundheitszustand eines Landes wird die Lebenserwartung der Bevölkerung genannt. Und diese liegt tatsächlich im Vergleich zu den USA und zu Japan sehr hoch – 79 Jahre bei den Frauen, 72 Jahre bei den Männern.« Ein weiterer Punkt: Die Kindersterblichkeit in Europa geht ständig zurück. Starben 1960 von tausend Kindern bis zum Alter von einem Jahr 35 Kinder, so sind es jetzt nur noch acht. Der Weltdurchschnitt liegt leider nach wie vor bei 77 Kindern, die ihr erstes Lebensjahr nicht überleben.
Der Rückgang der Kindersterblichkeit ist ein Erfolg der modernen Medizin. Ein weiterer Blick in die Gesundheitsstatistik der Europäischen Union zeigt aber, daß die Ursache, weswegen und woran die Menschen erkranken, weniger mit dem medizinischen Standard der jeweiligen Ärzteschaft als mit der traditionellen Lebensführung zu tun haben muß. Noch einmal aus dem Referat von Professor Bankhofer:

- In Großbritannien sind das Thema Nr. 1 Magen- und Darmprobleme sowie depressive Verstimmungen.
- In Frankreich, Schweden und Dänemark sind es Probleme mit der Leber. Zweifelsohne kann man dies auf den Alkoholkonsum der Bevölkerung zurückführen.

- In Deutschland stehen Herz- und Kreislauferkrankungen an erster Stelle, dann folgen Rheuma und – ebenfalls – depressive Zustände.
- Kurioses Detail am Rande: Der zu niedrige Blutdruck gilt in allen europäischen Ländern als Krankheit. In den USA hingegen ist er Ausdruck von robuster Gesundheit.
- In Irland gibt es die meisten Fälle von Atemwegserkrankungen.
- Bei Krebs gibt es kein besonders erwähnenswertes Gefälle. Davon sind alle Bürger Europas gleichermaßen bedroht. Krebs ist die zweithäufigste Todesursache in Europa. Die meisten Fälle gibt es in den Niederlanden, die wenigsten in Portugal. Aber insgesamt sterben jedes Jahr 750 000 Europäer an Krebs. Die Ursachen: An erster Stelle steht das Rauchen, dann folgen chemische und radioaktive Einflüsse, übertriebene Sonnenbestrahlung und falsche Ernährung, wobei zuviel Alkohol und Fett eine bedeutende Rolle spielen.

Würden die Portugiesen nicht so viel rauchen, die Deutschen sich mehr bewegen, alle Dänen zurückhaltender bei alkoholischen Getränken sein, hätten sie dann weniger gesundheitliche Probleme? Sicher! Die überwiegende Anzahl unserer Krankheiten ist nicht schicksalsbedingt, sondern die Folge unseres Lebensstils.

Allein die vier Leiden, die die Amerikaner eindrucksvoll *»deadly quartett«* – das »tödliche Quartett« – nennen (Bluthochdruck, Arterienverkalkung, Zuckerkrankheit sowie Gicht und Folgeleiden), verschwinden zumindest im Anfangsstadium von selbst, wenn der oder die Betroffene sich nach den Regeln der heiligen Hildegard von Bingen

vernünftig ernähren, an Licht und Luft ausreichend bewegen – und so seine Fettsucht bewältigen würde.
Insofern sind die Regeln der vor rund 900 Jahren geborenen Äbtissin auch heute umsetzbar, ist ein »Gesundheitsmanagement« mit Hildegard von Bingen gerade heute hochaktuell und erfolgreich.
Und noch etwas: Hildegard von Bingen betonte nicht nur aus ethischen Gründen den Nutzen der Vorbeugung, des vernünftigen Lebensstils. Viele Beschwerden und Befindlichkeitsstörungen konnten zwar mit Heilpflanzen behandelt werden – die sie auch aus der Sicht der heutigen Labormedizin zu 80 Prozent richtig einsetzte (bzw. empfahl) –, bei schweren Leiden verfügten die damaligen Ärzte jedoch über relativ wenige wirksame Mittel und hatten die Patienten entsprechend geringe Chancen.
Heute ist es möglich, mit Hilfe gentechnisch hergestellter Medikamente kurz nach einem Schlaganfall ein Blutgerinnsel im Gehirn aufzulösen oder Herz, Lunge und Leber zu verpflanzen. Weitere Fortschritte werden folgen. Doch inzwischen stößt die Medizin an eine Grenze. Der große technische Aufwand ist nicht mehr für alle finanzierbar. Daß Gesundheit »technisch machbar« sein könnte, ist wohl auch deshalb eine Illusion.
Nach wie vor gilt zwar der Grundsatz: »Es soll geheilt werden, was geheilt werden kann, gelindert werden, was gelindert werden kann, und natürlich rehabilitiert werden, was zu rehabilitieren ist.« Doch dies muß bezahlt werden können. Und in Zeiten begrenzter Mittel ist es unethisch, Mittel dort auszugeben, wo sie den geringsten Nutzen stiften.
Für die Krankenkassen sind tausend Mark in aufklärender Öffentlichkeitsarbeit, die einen gesunden Lebensstil propa-

giert, besser investiert als in den Ausgaben für die Überweisung an eine Schlaganfall-Nachsorgeklinik. Ein Patient, der dort behandelt werden muß, weil er wegen Übergewicht, Arterienverkalkung usw. einen Schlaganfall erlitten hat, verbringt durchschnittlich ein bis vier Monate in einer solchen Klinik. Und jeder Tag kostet die Kasse oft schon mehr als tausend Mark. Zu dieser finanziellen Seite kommt noch die ethische: die Erhaltung von Lebensqualität für alle, die durch die Lifestyle-Medizin vor so einem schweren Leiden verschont bleiben.

Was bedeuten »Empfängnis-Lunar« und »Geiersalbe«?
Im Originaltext sind die Schriften Hildegards – auch die medizinischen – oft kaum verständlich. Es finden sich Vorschriften und Rezepte, die heute kaum nachvollziehbar sind – so ist etwa von einer nach speziellen Vorschriften zubereiteten Salbe zur Behandlung Querschnittgelähmter aus Körperteilen der heute vom Aussterben bedrohten Geier die Rede oder von Gebeten, die zum Beispiel gegen Besessenheit helfen. Ebenso existiert ein »Empfängnis-Lunar«, mit dessen Hilfe vom jeweiligen Stand des Mondes und der Planeten im Augenblick der Zeugung auf Charakter und Schicksal von Männern und Frauen geschlossen werden kann, und schließlich gibt es – an dieser Stelle auch erwähnenswert – die »Edelsteinmedizin«.
Obwohl viele Rezepte mit Bestandteilen aus dem Tier- und Mineralienreich heute nur schwer herzustellen sind und deren Anwendung überdies auch – ganz im Gegensatz zu den pflanzlichen Heilmitteln – wenig mit den heutigen Ansichten der Medizin (und übrigens auch der Tierschützer) zu vereinbaren ist, gibt es Heilkundige, die sie anwenden.

Da wird die Flüssigkeit der Gallenblase von Tieren wie Nachtigall, Wildgans, Schnepfe oder Walfisch, Stör und Wels benötigt. Nicht weniger als 41 Landtiere, unzählige Vögel und Fische tauchen in den Rezepten auf.
Der »Hildegard-Arzt« Dr. Gottfried Hertzka – das geht aus seinen Schriften hervor – hat immer wieder versucht, Medikamente nach den mehr als 800 Jahre alten Vorschriften der Heiligen zusammenzustellen. So hat er – zu lesen in seinem Buch »Das Wunder der Hildegard-Medizin« – »nach langem Hin und Her« durchgesetzt, daß er einen von den zwei ganz seltenen, unter strengem Naturschutz stehenden Weißkopfgeiern, die früher jährlich von der Salzburger Landesregierung zum Abschuß freigegeben wurden, »für Forschungszwecke zugesprochen« bekam.
Ein totes Schaf als Köder wurde ausgelöst, Dr. Hertzka wartete einen Sommer, doch der Geier kam nicht. »Im nächsten Jahr fanden die Geier in einem weit entlegenen Gebiet der Hohen Tauern an verunglückten Schafen genug Futter und ließen uns wieder sitzen. Doch am 13. August 1954 kamen dann doch diese Tiere ins Rauriser Tal und eines mit dreieinhalb Metern Flügelspannweite starb für die Hildegard-Medizin.« Dr. Hertzka bereitete daraus Mittel, die bei Krebskrankheiten und Querschnittlähmungen helfen sollen – »Geiermittel«.
Im Jahre 1982 stand dem Bund der Freunde Hildegards erneut eine Geiersalbe zur Verfügung. Eines dieser kostbaren Tiere war das Opfer eines Unfalls geworden und konnte erworben werden. »Einige unserer Mitglieder sind schon ein wenig vergrämt, weil es seit geraumer Zeit keine Geiersalbe mehr gibt«, wurde unter dem Titel »Geierjagd auf der Autobahn« im »St. Hildegard-Kurier« mitgeteilt.

»Seit mehr als einem halben Jahr quäle ich den Züchter, mir doch einen seiner Geier zu verkaufen. Es war einfach nicht zu machen, auch nicht zu Höchstpreisen. Nun kam es anders und vor allem unerwartet.«

Zwei Geier stritten sich, der Greifvogelzüchter trennte sie durch Stockschläge, wobei »der Übeltäter so unglücklich getroffen wurde, daß der fette Geier vermutlich an Herzversagen starb«. In wilder Fahrt wurde die Tierleiche eingeholt, denn sie mußte nach den Vorschriften der heiligen Hildegard noch warm verarbeitet werden.

Der »St. Hildegard-Kurier« zitiert dann noch die Anwendungsvorschrift Hildegards für Geiersalben: »... ein Vergichteter, den die Gicht gerade plagt, salbe seinen Leib überall damit. Auch wer an Rücken, in den Lenden oder sonstwo an seinem Leib irgendeinen Schwächezustand hat, reibe damit dort ein, und er wird geheilt, oder Gott will ihn nicht heilen, weil diese Salbe wertvoller ist als die kostbarste Salbe. Denn schleunig durchdringt sie die Haut des Siechen und gesundet ihn.«

Dazu zwei Anmerkungen: Alle Werke sind für die damalige Zeit geschrieben. Menschen, die glauben, von einem bösen Geist »besessen« zu sein, können nur gesunden, wenn sie überzeugt sind, daß Gebete diese Gespenster vertreiben.

Außerdem sind die Originalwerke verschollen. Das medizinische Weltbild der Heiligen steht heute in zwei Werken, in der sogenannten »Physica«, der »Naturkunde«, und in »Causae et Curae«, der »Heilkunde«. Doch keines der Bücher – etwa zwischen 1150 und 1157 verfaßt – gibt es mehr im Original. Weder das, was die Heilige vor der Erfindung der Buchdruckerkunst zu Papier brachte, noch die ersten Abschriften sind vorhanden. Erst aus dem 13. bis 15. Jahr-

hundert liegen Abschriften der Hildegard-Bücher vor. Manchen fehlt deshalb grundsätzlich der »kriminalistisch genaue Nachweis« über die Autorenschaft der Heiligen. Der Medizinhistoriker Professor Dr. Dr. med. Heinrich Schipperges schreibt in seinem Buch »Hildegard von Bingen, Heilkunde, Das Buch von dem Grund und Wesen und der Heilung der Krankheiten«: »Es liegt in der Natur einer solchen Schriftgattung, wie auch in den Gepflogenheiten des Mittelalters, daß diese Handschriften mancherlei Umarbeitung und Zusätze erfahren haben können ... Der Schreiber ... hat nach bestimmten Tendenzen verschiedene Themata zusammengefaßt, mag dabei gekürzt und gestrafft, anderseits aber auch Eigenes oder aus fremden Quellen brauchbar Erscheinendes eingeflochten haben. So ergibt sich ein äußerst differenzierter Komplex von heterogenen Elementen um ein homogenes Korpus. Eine saubere Scheidung ist weder vom text- noch vom stilanalytischen Gesichtspunkt aus möglich, obwohl von beiden Aspekten her vieles zu zeigen ist, so viel jedenfalls, daß das verbleibende Textmaterial interessant genug und durchaus ausreichend ist, um das Hildegardische Schriftgut von der Natur- und Heilkunde vorzulegen ...«
Wer sich heute für den wörtlichen Text der erhaltenen Abschriften der Vorschriften zur Krankenbehandlung Hildegard von Bingens interessiert, kann zum Beispiel auf die Übersetzung von »Causae et Curae« aus dem Lateinischen von Professor Dr. Hugo Schulz zurückgreifen, die – erstmals 1933 veröffentlicht – von der Baseler Hildegard-Gesellschaft im Jahre 1980 neu herausgegeben wurde (aus ihr stammen auch die meisten Originalzitate dieses Buches). Die Abschrift – sie stammt aus dem 13. Jahrhundert – war

1859 zufällig von Carl Jessen in Kopenhagen entdeckt worden. Nach Professor Schipperges enthält die Handschrift allerdings auch ganze Abschnitte, die »unecht« sind, also vom Kopisten angefügt wurden. Der Medizinhistoriker meint insbesondere das zuvor schon erwähnte »Empfängnis-Lunar« am Schluß der Schrift.
Professor Schipperges betont aber: »Daraus darf nicht geschlossen werden, daß weite Strecken oder die gesamte Textgebung unecht wären. Wir haben aus inneren und äußeren Kriterien genügend Beweisstücke für die Autorenschaft Hildegards.«

Die »Vermarktung« der Heiligen heute: Ohne Übertragung der Lehren in die heutige Zeit gibt es keine »Hildegard-Medizin«

Die Kirche feiert bei Heiligen in der Regel nur die Todestage, weil aus der theologischen Interpretation der »Tod als Tor zum Leben« gilt. Im Fall von Hildegard von Bingen fanden große Jubiläen 1879 (700. Todestag), 1929 (750. Todestag) und 1979 (800. Todestag) statt. Daß 1998 anläßlich des 900. Geburtsjahres ein »Hildegard-Jahr« ausgerufen wurde, hat einer vorbereitenden Schrift des Veranstalterkomitees nach folgende Ursache: »Dies hat zeitgeschichtliche Gründe. Teile ihres literarischen Lebenswerkes sind in den vergangenen 30 Jahren so extrem isoliert und einseitig vermarktet worden, von gesundheitsgefährdender sogenannter ›Hildegard-Medizin‹ bis zum ›Hildegard-Kochbuch‹, daß es wichtig geworden ist, Hildegard mit ihrer spirituellen Botschaft ganzheitlich darzustellen.«

Ganz unabhängig von dieser Zielsetzung: Manche schütten bei der Anwendung von Rezepten Hildegard von Bingens tatsächlich das »Kind mit dem Bade« aus. Sie glauben, damit alles heilen zu können. Dies ist natürlich lebensgefährlich. Verantwortungsvolle Naturheilkundige, auch solche, die sich als Vertreter einer »Hildegard-Medizin« bezeichnen, sehen einerseits den Wert der Vorsorge, der Lebensstil-Medizin, andererseits in der Kräuterheilkunde Hildegards eine Ergänzung klassischer Behandlungsmethoden, nicht aber eine Wunderheilkunde.

Dr. med. Veronica Carstens, die Frau des früheren Bundespräsidenten Karl Carstens, leitete einmal ihr Plädoyer zugunsten alternativer Heilmethoden – zu der viele auch die »Hildegard-Medizin« rechnen – zu Recht mit den Erfolgen der modernen Medizin ein: »Während der klinischen Ausbildungszeit ist der junge Arzt tief beeindruckt von dem, was heute in der Medizin machbar ist. In der Unfallchirurgie sah er, wie Menschen im letzten Augenblick dem Tode entrissen und später wieder gesund wurden. Insulin heilt Diabetes, Digitalis und Strophanthin beheben die Herzinsuffizienz, die Antibiotika besiegen früher unheilbare, höchst gefährliche Infektionen, die Psychopharmaka erleichtern das Los der Geisteskranken.« Die Ärztin sagt dann weiter: »Suchen wir nicht die Konfrontation, sondern die Synthese beider Richtungen, der Schulmedizin und der Erfahrungsheilkunde. Beide haben ihre Berechtigung, beide sollten dem Arzt bekannt sein und dem jeweiligen Krankheitsbild entsprechend ausgewählt und angewandt werden.«

Und auch Chefarzt Dr. Rupp, in dessen Klinik sogenannte Hildegard-Kuren durchgeführt werden, betont, wie wichtig

für seine Klinik in St. Georgen (Österreich) »die Nähe eines Landeskrankenhauses ist, in dem gewichtige medizinische Fragen schnell und unkompliziert abgeklärt werden können. ... Hier haben wir ein hervorragendes Beispiel, wie sich naturkundlich motivierte Medizin mit der Schulmedizin zum Wohle des Menschen verbinden läßt.«
Wer Hildegards medizinische Schriften genau liest, erkennt, daß sie den Wissensstand ihrer Zeit mitteilte. Würde sie heute leben, gäbe es selbstverständlich keine »Geiersalbe« für einen »Vergichteten«. Sie würde die neuesten Entwicklungen empfehlen. Und bei der Behandlung Querschnittgelähmter würde sie eher auf die Entwicklung neuronaler Netze setzen, die Nerven mit motorbetriebenen Prothesen verbinden – wie dies versuchsweise schon geschieht. Im Münchner Klinikum Großhadern laufen bereits entsprechende Versuche, und ein Patient konnte mit dieser Hilfe sogar schon einige Schritte gehen.

»Hildegard-Medizin«: Trittbrettfahrer betätigen sich lebensgefährlich!

Wenn von »Hildegard-Medizin« gesprochen wird, meinen nicht alle das gleiche. Es gibt verschiedene »Richtungen« in der Betrachtungsweise des medizinischen Erbes der heiligen Hildegard.
Manche medizinisch nicht ausreichend ausgebildeten, sich selbst überschätzenden »Heiler« betätigen sich als »Trittbrettfahrer«, wenden die Therapieempfehlungen unkritisch an oder übertragen sie nicht in die heutige Zeit – mit oft fatalen Folgen für die Patienten.

Eine sachlich-naturwissenschaftliche Position nimmt bei der Betrachtung des medizinischen Werkes der Heiligen – und hier speziell der Heilpflanzenkunde – die Marburger Professorin Irmgard Müller ein. Sie hat in ihrem Buch »Die pflanzlichen Heilmittel bei Hildegard von Bingen« die Erklärungen der Heiligen »mit modernen Vorstellungen und dem heutigen Wissen über die Wirkung der jeweiligen Inhaltsstoffe« verglichen. Dabei kommt sie zu dem Schluß, daß »Hildegard innerhalb der Grenzen ihrer Zeit durchaus vernünftige und sinnvolle symptomatische Therapie getrieben und aufgrund ihrer ganzheitlichen Denkweise eine in sich schlüssige, konsequente Krankheitslehre von erstaunlicher Geschlossenheit« hervorgebracht hat. Die Professorin ist überzeugt, daß sich Hildegards Angaben »auf eigene praktische Erfahrungen stützen. Ihre differenzierten Aussagen zur Arzneizubereitung, die sich von Hinweisen auf die Sammelzeit, Bereiten von Pflastern, Abkochungen, Herstellung von Räucherungen bis hin zu Bemerkungen über die Einnahme und Aufbewahrung erstrecken, lassen auf eigene Beobachtungen und Kenntnisse im Umgang mit Arzneimitteln schließen.« Der »Versuch, auf der Grundlage der Rezepte Hildegards ein neues Naturheilverfahren, die sogenannte Hildegard-Medizin, zu etablieren«, wird allerdings als »zweifelhaft und unangemessen« bezeichnet.
Dennoch: Es gibt eine sogenannte Hildegard-Medizin. Ärzte behandeln nach den Vorschriften der Heiligen, und viele tausend Patienten sind überzeugt, dadurch gesund geworden zu sein.
Das Hauptgewicht wird hier jedoch nicht auf Lebensführung und Vorbeugung gelegt, sondern auf die Behandlung direkt nach den mittelalterlichen Vorbildern – ein wesent-

licher Kritikpunkt an der – falsch verstandenen – »Hildegard-Medizin«.
In Österreich gibt es ein Privatsanatorium, in dem nach den Therapien der heiligen Hildegard von Bingen gearbeitet wird. Wie mir im November 1983 telefonisch bestätigt wurde, werden Hildegard-Kuren im Zusammenhang mit folgenden Beschwerden angeboten: Rheuma, Gicht, Magen-, Darmbeschwerden, Arteriosklerose, Cerebralsklerose, Hirnatrophie, Ausschläge, Ekzeme, Flechten, Psoriasis, Atemnot, Asthma, Bronchitis, Kurzatmigkeit, Brustkrebs, Hautkrebs (vor und nach operativer Behandlung), Beingeschwüre, Venenleiden, Durchblutungsstörungen, (chronischer) Durchfall, Ruhr, Kolitis, Erbrechen, Depressionen, Nervenschwäche, Schwermut und Melancholie, Frauenleiden, Beschwerden im Klimakterium, Herz- und Kreislauferkrankungen, Körperschwäche, Untergewicht, Blutreinigung, Strahlungsschäden, Knochenschwäche, schlecht heilende Knochenbrüche, Leber- und Lungenleiden, Migräne, Kopfleiden, Morgenmüdigkeit, Schlafstörungen, Nieren- und Blasenleiden, Prostata, Präkanzerose (Krebsvorkrankheit), Wundbehandlungen (schlecht heilender Wunden), Operationsnachbehandlung. Vereinzelt werden auch Hildegard-Kuren bei Augenleiden und Sehschwäche angeboten.
»Wir sammelten Farnkraut, um ein ganzes Schwimmbekken voll mit Farnbädern füllen zu können, sammelten Berge von Eschenblättern für die Rheumawickel, kochten Saunaaufgußmittel. Ich flog dann in den Süden, um Zedernfrüchte, Zypressenholz, Lorbeer- und Ölbaumblätter für Anwendungen zu organisieren, die es bisher noch nicht gab ...«, wird im »St. Hildegard-Kurier« der Beginn der Kurtätigkeit beschrieben.

Auch die Ernährung erfolgt streng nach den Vorschriften der Heiligen. »Der Dosenöffner hängt mangels denaturierter Industrienahrung arbeitslos am Haken ...«, hcißt es in der Zeitschrift weiter.

Zum Frühstück gibt es nach der erwähnten Beschreibung zum Beispiel Dinkelkaffee, Dinkelbrot und Kornedelkirschmarmelade, mittags Dinkelsuppe, am Abend Dinkelkuchen.

Dinkel gehört zu den wichtigsten Grundlagen der Hildegard-Medizin, wie sie auch Dr. Hertzka vertritt, und ist zum Beispiel auch beim Walfischsteak dabei, das die »Rheumagruppe Nr. 1« bekommt, weil Dr. Hertzka im Hildegard-Text folgenden Satz gefunden hat: »Ein Rheumatiker esse oft Walfischfleisch, und das Rheuma in ihm vergeht ...«

Nach der ersten Hildegard-Kur im St. Georgener Hof gab der Chefarzt einen Erfahrungsbericht, der ebenfalls im »St. Hildegard-Kurier« veröffentlicht wurde: »Wir haben drei Wochen lang 18 Hildegard-Freunde als sehr angenehme und liebe Gäste bei uns betreuen dürfen und konnten miterleben, wie geistige und prinzipielle Einstellung von Menschen, gepaart mit Kurruhe, geeigneter Umgebung und therapeutischer Zuwendung, beachtliche Besserung der Leiden zur Folge hatten. Unsere objektiven medizinischen Schlußbefunde zeigen bei etwa zwei Drittel unserer Gäste Besserungen des Grundleidens, während das dritte Drittel in etwa durch eine erfolgreiche Körpergewichtsregulation und die so wichtige Entschlackung gekennzeichnet war. Unzufriedenheit mit der Kur als Ganzes, das will ich Ihnen als Arzt nicht verschweigen, gab es nur in einem einzigen Fall.«

Die Kurgäste waren nach dem Bericht im »St. Hildegard-Kurier« aus Österreich, der Bundesrepublik Deutschland, der Schweiz und Südtirol gekommen: »Zum Teil mit schweren Leiden: Auf Krücken und im Rollstuhl. Die Erwartungen und Wünsche blieben jedoch im Rahmen ...«
Der verantwortliche Schriftleiter Helmut Posch zitiert einige Äußerungen der Patienten: »›Mein Wunsch wäre, wieder ohne Krücken gehen zu können.‹ – ›Ich wäre schon zufrieden, wenn ich wieder ohne Schmerzmittel und Schlaftabletten schlafen könnte.‹ – ›Eine andere Frau wünscht sich, ihre Finger wieder bewegen zu können‹ usw.«
Dann beschreibt Posch das Ergebnis: »Die Kur war noch nicht beendet, als mir Frau NN zurief: ›Sehen Sie, wie beweglich meine Hände schon sind!‹ Während sie das sagte, tänzelte sie mit den Händen freudig in der Luft herum, so, als ob sie Klavier spielen würde.
›Na, Frau NN, könn' ma schon schlafen, ohne all dem Zeug, was Sie sonst immer eingenommen haben?‹ – ›Schon die längste Zeit, Herr Posch, ich hab' ja gar nichts mitgenommen.‹
›Hallo! Wo sind Ihre Stöcke, Herr NN?‹ – ›Die hab' ich im Auto 'lassen. So kurze Stückchen geht's schon wieder.‹
Solche und ähnliche Äußerungen waren öfter zu hören. Ich hab' sie mir notiert, um ja nicht zu übertreiben.
Ein anderer Kurgast – er gehörte nicht zu den ›Hildegard-Leuten‹ – bat wegen der schweren Rückenschmerzen um Eschenpackungen. Er bekam sie auch. Ganze dreimal. Dann war er vollständig beschwerdefrei. Das sprach sich bis zum Krankenhaus, aus dem er kam, herum und wird nun unter vorgehaltener Hand als ›Geheimtip‹ weitergeflüstert.«

Wenn Patienten bei derartigen Kuren von Ärzten behandelt werden, haben sie noch Glück gehabt. Tragödien passieren, wenn schlecht ausgebildete, sich selbst überschätzende Heilpraktiker die mittelalterlichen Rezepte falsch verstehen, nicht in unsere Zeit übertragen und trotzdem bei Patienten anwenden.

Die Fachzeitschrift »Medical Tribune« berichtete Ende 1996 über das Schicksal einer 14jährigen, die wegen Ohrenschmerzen von ihren Eltern einem Heilpraktiker anvertraut worden war. Dieser bezeichnete sich zwar nicht als »Hildegard-Arzt«, wandte aber Techniken an, die man aus den Schriften der Heiligen herauslesen kann. Obwohl es dem Mädchen immer schlechter ging, es erbrach und über Übelkeit klagte, beschränkte der »Heilkundige« sich darauf, ihm eine Woche lang eine Flüssigkeit ins Ohr träufeln zu lassen. Daß das Kind eine schlichte Mittelohrentzündung hatte, die wegen Falschbehandlung immer mehr Komplikationen – bis hin zur Hirnhautentzündung – verursachte, erkannte er nicht – auch dann nicht, als Fieber kam, blutig-gelbes Sekret aus dem Ohr lief und sich das Bewußtsein trübte. Als man die junge Patientin endlich in die Klinik brachte, lag sie bereits im Koma. Sie starb an einem septischen Schock.

Dr. Gottfried Hertzka, dessen Thesen bei vielen umstritten sind, fragt in seinem Buch »Wunder der Hildegard-Medizin« zu Recht: »Die Hildegard-Medizin ist letztlich jedoch nur dem Arzt wirklich verständlich. Ist das bei unseren modernen Medizinschriften anders?«

Deshalb: Vorsicht bei nicht ausgebildeten Scharlatanen! Mit den Grundsätzen der Hildegard von Bingen ist es möglich vorzubeugen. Doch – von Bagatellerkrankungen abgesehen – sollte man keine Selbstbehandlung riskieren. Kopfschmerz zum Beispiel kann die Folge von verschiedensten Ursachen sein. Wenn am Abend zuvor geraucht und getrunken wurde, ist sie klar. Das fiele in den Bereich des »Lifestyle«. Ebenso ist es, wenn man – im wahrsten Sinn des Wortes – »auf den Kopf gefallen ist«. Ein Arzt muß aber erkennen können, ob die Probleme entstehen, weil Gefäße geschädigt sind, wir uns bestimmten Substanzen aussetzen oder ausgesetzt werden, wir an einer Infektion oder Stoffwechselerkrankung leiden, eine Hals-Nasen-Ohren-Erkrankung dahinter steckt oder es sich in Wirklichkeit um ein Zahnproblem handelt.

Vom gesunden und kranken Körper: Frau und Mann bei Hildegard von Bingen und bei den Anatomen von heute

Daß Mann und Frau unterschiedlich aussehen, entdeckt jeder Mensch im Kleinkindalter. Die heutigen Mediziner kennen mehrere Unterscheidungsmerkmale, die sie innere und äußere oder primäre, sekundäre und tertiäre Geschlechtsmerkmale nennen. Zu den letzteren zählen sie auch den etwas anders angelegten Knochenbau, der dem fraulichen Körper mehr Beweglichkeit gibt und ihn – wie es in dem berühmten, von Professor Martius begründeten gynäkologischen Lehrbuch beschrieben wird – auf eine sogenannte statisch-funktionelle Kapazität ausgerichtet sein läßt. Beim Knochenbau des Mannes stehen dagegen »Kraft und Festigkeit« im Vordergrund.

Das Becken ist bei der Frau weniger kräftig angelegt. Dafür ist es etwas größer, um bei einer Schwangerschaft Platz für das Baby zu sichern. Auch die Anlage der unteren Rippenpaare ist etwas anders, damit ein im Mutterleib entstehendes Baby genügend Platz hat. Die Form der Wirbelsäule nimmt Rücksicht auf den Bauch, der während der Schwangerschaft ausbalanciert werden muß. Die »Symphysis pubica«, das ist die Vereinigung der beiden Beckenbögen, lockert sich bei jeder Monatsblutung unter dem Einfluß von Hormonen. Damit sichert der Körper vorsichtshalber gleich Platz für den erweiterten Raumbedarf bei einer möglichen Schwangerschaft. Die Muskeln sind im Bereich des Bauches und des Beckenbodens anders. Unterschiede gibt

es ebenfalls bei der Behaarung und der Verteilung der Fettpölsterchen am Körper sowie bei der Art zu atmen, bei der Haut, bei der Funktion der Schweißdrüsen.
Soweit die heutige Sicht. Für Hildegard sind Mann und Frau ein Spiegelbild des Universums (»Gott hat nämlich die Gestalt des Menschen entsprechend der Einrichtung des Firmaments und gewisser anderer Geschöpfe gebildet«) – ideal gestaltet, immer gesund, jedoch nur bis zum Sündenfall. Ihre stärker mythologische Sicht der menschlichen Natur muß jedoch der sachlichen Darstellung oben nicht widersprechen.
Nur scheinbar hängt die Heilige einem männlichen Weltbild an, wenn sie schreibt: »So schuf Gott den Mann stark und die Frau schwach.« Denn dann heißt es weiter: »Deren Schwäche (also jene der Frau) erschuf dann die Welt. So stark die Gottheit ist, so schwach ist das Fleisch des Sohnes Gottes, durch das die Welt wieder ihr ursprüngliches Leben zurückerhält.«
Im Zusammenhang mit dem Sündenfall, der das Leid über die Menschen brachte, registriert Lys Dorin Ritzmann Schilt in ihrer Arbeit: »Hildegard von Bingen: Pflanzliche Heilmittel mit gynäkologisch-geburtshilflicher Indikation«: »Hildegard erwähnt zumeist Adam und nicht Eva. Eva ist bei Hildegard zwar der Anlaß für den Sündenfall Adams, gleichzeitig ist sie aber auch die Mutter des Menschengeschlechts: ›Daher hatte Gott jenem (Adam) auch eine Hilfe gemacht, welche die spiegelhafte Gestalt der Frau war, in der das ganze Menschengeschlecht verborgen war. Und das sollte sie in der Kraft der Stärke Gottes hervorbringen, wie ja auch er in der Kraft seiner Stärke den ersten Menschen bewirkt hatte.‹«

Elisabeth Gössmann interpretiert dazu in ihrem Werk »Zur frauenbezogenen Spiritualität Hildegard von Bingens« (in: Mystik in Geschichte und Gegenwart, Verlag frommann-holzbog, Stuttgart-Bad Cannstatt): »Diese Form der Christus-Eva-Parallele bedeutet eine ungeheure Aufwertung des Schwachen, ohne daß es hier als zart oder agil modifiziert würde, einfach als Ursprung starken Lebens, das aus ihm hervorgeht.«
Überhaupt interpretiert Hildegard von Bingen die Erschaffung von Mann und Frau gemäß dem Schöpfungsbericht in einer frauenfreundlichen Weise, sagt auch Lys Dorin Ritzmann Schilt, indem »die Frau ein Privileg innehat, aus beseelter Materie erschaffen worden zu sein: Und so wie Adam aus der Grünkraft der Erde männlich und durch die Elemente sehr stark wurde, wurde Eva aus seinem Mark (genommen) weich und hatte einen beweglichen und scharfen Geist sowie ein köstliches Leben, denn das Gewicht der Erde drückte sie nicht. Aber so wie sie aus dem Körper des Mannes herausgenommen wurde, so stammt das ganze Menschengeschlecht aus ihr.« Diese Sicht erklärt vielleicht die Faszination, die von Hildegard von Bingen heute auch auf feministische Kreise ausgeht.

Die »Einspeisung der Seele«: Abtreibung bis zur siebten Woche denkbar?

»Als Gott das Licht schuf, welches flüchtig war und überallhin fliegen konnte, hat er gleichzeitig beschlossen, dem geistigen Leben, dem Lebensodem, eine körperliche Masse zu verleihen, eine aufrechte Gestalt aus irdischem Lehm, die nicht fliegen noch auch wehen könnte, und wegen dieser ihrer Unfähigkeit nicht imstande, sich erheben zu können. Sie sollte deshalb so gebunden sein, damit sie um so genauer zu Gott emporblickte ...«, schreibt Hildegard von Bingen in »Ursachen und Behandlung der Krankheiten«. »Die Seele des Menschen, die von Gott in den Menschen vom Himmel herab kommt, ihn belebt und ihm seinen Verstand gibt, stirbt nicht, wenn sie den Menschen verläßt, sondern wandert, ewig lebend, entweder zum Lohne für ihr Leben oder zu den Qualen des Todes.«

Die Frage, wann der Mensch »beseelt« wird, gehört zu den theologischen Streitpunkten – mit ganz konkreten Folgen für die heutigen Frauen. Viele katholische Theologen sind der Überzeugung, daß sie bereits im Augenblick der Zeugung, beim Eindringen des männlichen Samenfadens in das weibliche Ei, erfolgt. Auch der gegenwärtige Papst Johannes Paul II. vertritt diese These. Hochdosierte Östrogenpräparate, die noch nach einer Befruchtung das Einnisten des Eis in die Gebärmutter verhindern, töten danach schon entstandenes Leben, und erst recht natürlich Abtreibungen, auch in einem sehr frühen Stadium.
Hildegard von Bingen spricht vom sich nach der Zeugung entwickelnden beginnenden Leben – was Mediziner heute Morula, die kugelige Ansammlung von Blastomeren (durch die Furchung der Zygote, der befruchteten Eizelle, bis zum 3. oder 4. Tag nach der Befruchtung entstehende Zellen), Blastozysten (Keimbläschen, die sich ab dem 4. Tag bilden) oder Embryos nennen – noch nicht vom werdenden Kind, sondern vom »Gebilde« (so in »Ursachen und Behandlung

der Krankheiten«, Bearbeitung Prof. Schulz). Erst im zweiten Monat komme es zur »Eingießung der Seele«. Da die Schwangerschaftsdauer meist vom ersten Tag der letzten Regel bis zum Tag der Geburt berechnet wird (durchschnittlich 40 Wochen), wäre dies die siebte Schwangerschaftswoche.
Hildegard von Bingens Text:

> Dann naht sich, wie Gott will und, daß es geschehen soll, beschlossen hat, der Lebenshauch und berührt jenes Gebilde ohne Vorwissen der Mutter wie ein starker, warmer Wind, wie ein Wind, der tönend gegen eine Wand bläst, und ergießt und heftet sich ein in alle Gelenke der Glieder jenes Gebildes. Dadurch werden alle einzelnen Gliedmaßen desselben Gebildes allmählich so voneinander losgelöst, wie in der Sonnenwärme die Blumen sich entfalten.
> Noch aber ist in dem Gebilde eine solche Schwäche, daß es sich nicht bewegen kann, sondern es liegt da wie schlafend und atmet kaum.
> Und der Lebensgeist durchdringt das ganze Gebilde, erfüllt es überall und festigt es in Mark und Gefäßen, so daß es jetzt mehr wächst, wie es zuvor tat, bis die Knochen über das Mark hin ausgebreitet und die Gefäße so kräftig werden, daß sie das Blut halten können. Jetzt bewegt sich das Kind, und die Mutter fühlt es, wie wenn es einen plötzlichen Anstoß erhielte, und von da an bleibt es ständig in Bewegung. Denn der lebendige Wind, der die Seele ist, tritt, wie vorgesagt, nach dem Willen des allmächtigen Gottes in das Gebilde ein, gibt ihm Festigkeit, macht es lebensfähig und wandert überall in

ihm umher wie eine Raupe, die die Seide spinnt, von der sie wie von einem Hause bedeckt und eingeschlossen wird.

Und etwas weiter heißt es:

Der zweite Monat ist es, während dessen von einem Mondwechsel zum anderen das Gebilde durch die Seele seine Beständigkeit erhält. Die Seele, die in den Gefäßen sich befindet, füllt Fleisch und Knochen mit Blut, was das Zunehmen des Mondes anzeigt. Daß aber das Gebilde sich noch nicht bewegen kann, bezeichnet das Abnehmen des Mondes. Also verharrt die Seele in diesem Gebilde und besieht sich alle Körperstellen, mit denen sie ihre Werke zu verrichten haben wird, weil sie fühlt, daß sie das Ganze bewegen soll, wie das Rad die Mühle sich drehen läßt. Sie beginnt damit ihre Bahn, dem Wege der Sonne entsprechend. So wie die Sonne morgens aufgeht und ihren Weg vom Morgen bis zur Terz, von der Terz bis zur Sext, von der Sext zur Non und von der Non bis zum Abend ausdehnt, so sitzt die Seele in den Augen, damit sie diese dadurch, daß sie wie durch Fenster das Licht sehen, für ihre Aufgabe vorbereite, in der Brust, um in ihr den Gedanken ihren Umlauf zu ermöglichen, und im Herzen, wenn sie sich von den Flügeln des Wissens getragen zeigen will. Im Bauche hält sie dessen sämtliche Eingeweide wie ein Netz zusammen und macht sie in Gestalt leerer Hohlräume dauerhaft für die Aufbewahrung der Speisen, durch die das genannte Gebilde ernährt wird. Diese zerkauen die Zähne, die wie eine Wurzel ohne Mark und ohne Wasser durch das feuchte Feuer der Seele eingepflanzt sind, damit die Speisen in den Magen befördert werden, in dem sie ihre gehörige Zeit verweilen. Die Seele verteilt auch den Saft der Nahrung in das Gehirn, das Herz, die Lungenblätter, die Leber und in alle Gefäße und kräftigt mit der Stärke ihrer Wärme den Magen und die Eingeweide, die die Nahrung enthalten, so daß sie nicht auseinanderlaufen, sondern an ihrem Ort beharren bleiben. Weiter aber wendet sie sich auch hinab zu den Schenkeln, wobei sie durch ihre Feuerwärme dieselben kräftigt und allen den Schenkeln angelagerten Gebilden ihre Stütze gibt, wie ein Haus durch Säulen gefestigt und gestützt wird ...

»Die Seele erscheint erst im zweiten Monat nach der Zeugung, nach Hildegard also frühestens in der siebten Woche post menstruationem (nach dem ersten Tag der letzten Regel)«, kommentiert Lys Dorin Ritzmann Schilt diese Texte. »Nach Hildegard ist das entstehende Leben bis und mit sechster Woche unbeseelt, was für viele katholische Frauen im Zusammenhang mit einem Schwangerschaftsabbruch eine Erleichterung bedeuten könnte. Vom zweiten Monat an entwickelt sich und wächst der Fötus, wobei die Seele alles ordnet und bewegt.«

Typologie der Menschen

Wie in den Anfangskapiteln erwähnt, wurde bislang keine Originalschrift der medizinischen Werke Hildegard von Bingens entdeckt. Die heute bekannten Werke »Physika« und »Ursachen und Behandlung der Krankheiten« – »Causae et curae« – waren ursprünglich in einem verschollenen einzigen Buch zusammengefaßt, das den Titel: »Liber subtilitatum diversarum naturarum creaturarum« (»Buch von den Wesensfeinheiten der verschiedenen Naturen der erschaffenen Wesen«) trug. Die Aufteilung erfolgte im Jahr 1233, also 54 Jahre nach dem Tod der Heiligen. Heute bekannte Abschriften oder Teile davon stammen noch aus dem 13. Jahrhundert (erhalten in der königlichen Bibliothek von Kopenhagen und in der Preußischen Staatsbibliothek, Wolfenbüttel, Herzog-August-Bibliothek), aus dem Jahre 1300 (erhalten in Florenz, Bibliotheca Medicea Laurenziana), aus 1400 (Edelsteinbuch, Universitätsbibliothek Freiburg im Breisgau) und aus dem 15. Jahrhundert (Bern, Brüssel, Paris, Vatikan, München).

Jeder Kopist hat – wie im Mittelalter üblich – dem Originalwerk Abschnitte hinzugefügt oder einiges auch weggelassen. Die Werke Hildegard von Bingens machen da keine Ausnahme. Trotz nachweisbarer Weglassungen, Ergänzungen und Umstellungen werden die Texte im wesentlichen als echt angesehen.

Das trifft auch auf die interessante »Typenlehre« zu, die Beschreibung von Frauen- und Männertypen hinsichtlich

ihres Charakters, ihres Körperbaus, der Körperfunktionen und der Krankheitsanfälligkeit.
Schon bei der aus dem 13. Jahrhundert stammenden Kopenhagener Handschrift (die ursprünglich aus St. Maximin, Trier, kommt) wurden die Menschentypen mit Überschriften versehen, die Hildegard von Bingen nicht vorhatte und die sie den vom griechischen Arzt Galenos (129–199) oder von Hippokrates (um 400 vor Christus) entwickelten »Kardinalsäften« zuordnen.
Wieghard Strehlow schreibt in seinem Buch: »Heilen mit der Kraft der Seele – Die Psychotherapie der heiligen Hildegard«: »Hippokrates benannte die vier Temperamente nach den Körpersäften:

1. Sanguiniker (lat. sanguis = Blut)
2. Choleriker (griech. cholé = gelbe Galle)
3. Melancholiker (griech. melas chólos = schwarze Galle)
4. Phlegmatiker (griech. phlegma = Schleim).

Dem Namen nach waren die vier Temperamente den alten Ärzten von Galen bis Paracelsus und darüber hinaus bis zu den heutigen Psychologen C. G. Jung und Sigmund Freud sehr wohl bekannt, aber nicht in der Beschreibung, wie sie Hildegard gibt. Die Temperamentbeschreibung als Sexualpathologie unterscheidet sich von der gesamten Tradition. Sie ist bei Hildegard der Schlüssel für das Verständnis der richtigen Partnerwahl, sogar Berufswahl, der Gesundheit der Kinder und des zwischenmenschlichen Verhaltens.«
Bei den »Frauentypen« fällt auf, daß Hildegard von Bingen besonders die Gesundheitsprobleme während der Wechseljahre betont (lesen Sie dazu S. 136ff.).

Die Texte sind nicht für Menschen unseres Jahrhunderts geschrieben worden. Doch mit einiger Phantasie kann sich jeder wiedererkennen. Und die Worte von »giftigen Säften« braucht man nicht als »geheimnisvolle Einwirkungen, vor denen sich mittelalterliche Menschen fürchten« übersetzen, sondern als die Resultate falscher Ernährung und eines unangemessenen, schädlichen Lebensstils.

Die Frauentypen

Vom blutreichen Weibe. Einige Frauen sind zur Beleibtheit geneigt, haben weiches, liebliches Fleisch, dünne Gefäße und gesundes Blut, frei von Fäulnis. Weil ihre Gefäße dünn sind, haben sie auch weniger Blut in sich, und ihr Fleisch wächst um so kräftiger und ist desto stärker mit Blut durchmischt. Solche Frauen haben ein helles weißes Angesicht, sind in der Liebe entgegenkommend, liebenswürdig, genau in künstlichen Arbeiten und halten sich aus sich selbst heraus in ihrem Geiste im Zaume.
Bei der monatlichen Reinigung verlieren sie nur wenig Blut, ihre Gebärmutter ist zum Gebären kräftig entwickelt. Daher sind sie fruchtbar und können den männlichen Samen aufnehmen.
Dennoch bringen sie nicht besonders viele Kinder zur Welt, und wenn sie ohne Gatten leben und deshalb keine Kinder gebären, neigen sie zu körperlichen Beschwerden.
Wenn sie aber Gatten haben, sind sie gesund. Werden beim Monatsfluß vor der natürlichen Zeit bei ihnen Blutstropfen abgesperrt, so daß sie nicht ausfließen, dann werden sie manchmal schwarzgallig werden oder an Schmerzen in der

Seite leiden, oder es wird ein Wurm in ihrem Fleisch wachsen, oder es werden fließende Drüsen, welche Skrofeln genannt werden, bei ihnen aufbrechen, oder es wird sich bei ihnen ein, allerdings nur mäßiger, Aussatz entwickeln.

Von den phlegmareichen Frauen. Andere Frauen aber gibt es, deren Fleisch nicht viel wächst, weil sie dicke Gefäße haben und ziemlich gesundes Blut von heller Farbe, aber ein wenig Schleim enthaltend, woher es die helle Farbe hat. Ihr Gesichtsausdruck ist ernst, ihre Hautfarbe etwas dunkel; sie sind fleißig und tüchtig, und ihre Gemütsart ist etwas männlich. Zur Zeit des Monatsflusses rinnen die ausfließenden Blutbäche weder zu stark noch zu schwach, sondern mäßig. Weil sie dicke Gefäße haben, sind sie in ihrer Nachkommenschaft sehr fruchtbar, empfangen auch leicht, weil ihre Gebärmutter wie auch die übrigen Eingeweide kräftig gebaut sind. Sie ziehen die Männer an und nach sich, und deshalb lieben die Männer sie. Wollen sie sich des Umgangs mit Männern enthalten, so können sie sich vor der Verbindung mit ihnen zurückhalten und werden davon nicht viel, wenn auch etwas mitgenommen. Jedoch werden sie, wenn sie die Vereinigung mit Männern vermeiden, in ihrem Wesen unleidlich und unangenehm. Wenn sie aber mit Männern verkehrt haben, weil sie sich von der Verbindung mit ihnen nicht zurückhalten wollten, dann werden sie in ihrer Leidenschaft unenthaltsam und maßlos wie die Männer. Weil sie etwas männlich sind, entwickelt sich bei ihnen infolge der ihnen eigenen Lebhaftigkeit zuweilen ein leichter Bartflaum in der Gegend des Kinns. Wird aber der Blutfluß während des Monatsflusses vorzeitig bei ihnen unterbrochen, dann befällt sie entweder ein Kopfleiden, die Hirnwut, oder sie werden milzkrank oder wassersüchtig werden, oder das wuchernde Fleisch, welches sich bei Geschwüren regelmäßig findet, nimmt bei ihnen an Wachstum zu, oder sie bringen an irgendeinem Gliede wucherndes Fleisch hervor, etwa so wie eine Geschwulst an einem Baume oder an einer Obstfrucht.

Von der gallereichen Frau. Wieder andere Frauen haben zartes Fleisch, aber grobe Knochen, mäßig weite Gefäße, dikkes und rotes Blut und eine bleiche Gesichtsfarbe. Sie sind klug und wohlwollend, von den Leuten wird ihnen Ehrfurcht erwiesen, und sie werden gefürchtet. Beim Monatsfluß leiden sie an starkem Blutverlust, die Gebärmutter ist bei ihnen kräftig entwickelt, und sie sind fruchtbar. Die Männer lieben ihr Wesen, haben aber trotzdem einige Scheu vor ihnen, weil solche Frauen die Männer zwar anlocken, aber nicht für die Dauer nach sich ziehen. Sind sie mit Männern ehelich verbunden, dann sind sie keusch, bewahren ihnen die Treue der Gattin und sind mit ihnen körperlich gesund. Bleiben sie unverheiratet, so werden sie an ihrem Körper Schmerzen erleiden, und sie werden schwach sein, sowohl deshalb, weil sie nicht wissen, welchem Manne sie ihre Weibestreue bewahren könnten, wie auch besonders deshalb, weil sie überhaupt keinen Gatten haben. Hört der Monatsfluß vor der richtigen Zeit bei ihnen auf, dann werden sie leicht gelähmt und zerfließen in ihren Säften, so daß sie in diesen Säften krank werden, sei es, daß sie an der Leber leiden oder auch leicht an der schwarzen Drachengeschwulst erkranken oder daß ihre Brüste vom Krebs anschwellen.

Vom schwarzgalligen Weibe. Noch andere Frauen haben mageres Fleisch, dicke Gefäße und mäßig starke Knochen. Ihr Blut ist mehr schleimig wie blutig, ihre Gesichtsfarbe ist wie mit einem blaugrauen und schwarzen Ton gemischt. Solche Frauen sind windig und unstet in ihren Gedanken, auch übler Laune, wenn sie durch eine Beschwerde dahinsiechen. Sie haben ein wenig widerstandsfähiges Naturell und leiden deshalb manchmal an Schwermut. Beim Monatsfluß verlieren sie viel Blut, und sie sind unfruchtbar, weil sie eine schwache und hinfällige Gebärmutter haben. Daher können sie den männlichen Samen weder aufnehmen und behalten noch auch ihn erwärmen. Sie sind deshalb auch ohne Gatten gesünder, kräftiger und fröhlicher wie mit ihnen, weil sie nach dem ehelichen Verkehr schwach werden. Die Männer aber wenden sich von ihnen ab und meiden sie, weil sie die Männer nicht freundlich anreden und weil sie die Männer nur wenig lieben. Werden sie einmal zu irgendeiner beliebigen Stunde von einem fleischlichen Gelüst ergriffen, so vergeht dies bei ihnen schnell wieder. Indessen kommt es vor, daß einzelne von diesen Frauen in der Ehe mit robusten, vollblütigen Männern, wenn sie ein kräftiges Alter, so etwa von fünfzig Jahren, erreicht haben, wenigstens ein Kind zur Welt bringen. Waren sie aber mit andersgearteten Gatten von schwächlicher Natur zusammen, so empfangen sie von diesen nicht, sondern werden unfruchtbar bleiben. Hört der Monatsfluß bei ihnen früher auf, als es der weiblichen Natur entspricht, so werden sie zuweilen von Podagra befallen oder bekommen geschwollene Beine. Auch das Kopfleiden, das von der Schwarzgalle verursacht wird, werden sie bekommen wie auch Rücken- und Nierenschmerz. Sie können auch in kurzer Zeit am ganzen Leibe anschwellen, weil die Jauche und die Unreinigkeit, die durch die monatliche Reinigung aus ihrem Körper herausbefördert werden sollten, in ihnen verstopft werden und steckenbleiben. Wird ihnen in ihrem leidenden Zustand keine Hilfe zuteil, so daß sie durch Gottes Hilfe oder durch Arznei nicht von ihm befreit werden, so werden sie bald sterben.

Die Männertypen

Von den blutreichen Männern. Männer gibt es, die haben ein warmes Gehirn und eine liebliche Gesichtsfarbe, aus Weiß und Rot gemischt, stark entwickelte, von Blut gefüllte Gefäße und dickes Blut von richtiger, roter Farbe. Sie haben eine erfreuliche Feuchtigkeit in sich, die weder durch Trauer noch Widerwärtigkeit unterdrückt ist und von dem abstoßenden Wesen der Schwarzgalligkeit geflohen und gemieden wird. Weil sie ein warmes Gehirn und Blut von der rechten Beschaffenheit besitzen und ihre Säfte sich frei bewegen können, haben sie fettes Fleisch an ihrem Leibe. Ihre gewohnte Art, die in ihren Schenkeln sich befindet, ist mehr windig wie feurig, und sie können deshalb Enthaltsamkeit üben, weil der starke Wind, der in ihren Schenkeln ist, das Feuer in diesen bändigt und mildert. Wenn einmal solcher Wind und solches Feuer in ihre beiden Behälter fallen, so verrichten sie alle ihre Pflichten in Ehrbarkeit und mit besonnener Liebe, so daß ihr Stamm in Ehren blüht und grünt. Daher nennt man sie ein güldenes Bauwerk bei der richtigen Umarmung, weil der Verstand in ihnen fühlt, woher er kommt, und so ist Mäßigkeit in ihnen und menschliche Art. Für sie ist es Notwendigkeit, sich nach richtiger Männerart zu begatten, weil des Weibes Art milder und leichter beeinflußbar ist wie die des Mannes. Sie können mit Weibern in Ehrbarkeit und fruchtbar verkehren, aber ebenso leicht auch ihrer sich enthalten und sehen Frauen mit guten, züchtigen Augen an. Gleichen die Augen anderer Männer beim Anblick von Frauen den Pfeilen, so stehen ihre Augen mit denen der Frauen in ehrbarem Einklang, und wenn das Anhören anderer Männer auf die Frauen wie ein Sturmwind wirkt, so haben ihre Wort gleichsam den Ton einer Zither. Wenn die Gedanken anderer Männer wie ein Sturm sind, so werden diese Männer besonnene Liebhaber in Ehren genannt. Sie dulden aber oftmals viel Qualen, wenn sie sich in ihrem Trieb zurückhalten; es liegt aber in ihnen die weise Überlegung – des Weibes Kunst –, die aus der weibliche Natur die sittsame Selbstbeherrschung entnimmt, und sie besitzen auch eine wahrnehmbare Einsicht. Ihre Nachkommen sind selbstbeherrscht, glücklich, nutzenbringend und rechtschaffen in allem Tun und bleiben frei von Neid, weil Wind und Feuer in den Schenkeln ihrer Väter ihnen die richtige Mäßigung verliehen haben, da das Feuer bei seinem Aufflammen den Wind nicht überwältigt, sondern der Wind das Feuer gemäßigt hat. Die so hervorgehen, werden nützliche Menschen werden. Wenn aber die vorgenannten Männer ohne Frauen sind, bleiben sie ruhmlos wie der Tag, der ohne Sonne ist. Wie aber an einem solchen Tage und den Tagen ohne Sonnen hindurch die Früchte vor dem Vertrocknen bewahrt bleiben, so verharren solche weiberlosen Männer in gemäßigter Gemütsverfassung. Im Verkehr mit Frauen aber sind sie kurzweilig wie ein Tag, an dem die Sonne hell ist. Weil sie im Blick, in ihren Worten und Gedanken milde sind, entleeren sie häufiger wie andere Männer einen wässerigen, nichtgekochten Schaum, was sich bei ihnen im wachen Zustande wie auch im Schlafe ereignet. Leichter wie manche anderen Männer werden sie durch sich selbst wie auch durch andere Dinge von der Hitze ihrer Begierde befreit.

Von den phlegmareichen Männern. Nun gibt es aber auch Männer, die ein fettes, weißes und trockenes Gehirn besitzen, wie denn auch die Gefäße ihres Gehirns mehr weiß wie rot aussehen. Sie haben große und glotzende Augen und eine weibische Färbung im Gesicht. Ihre Hautfarbe ist nicht frisch, sondern blaß, wie ausgelöscht. Ihre Gefäße sind weit, fühlen sich weich an, enthalten aber trotzdem nicht viel Blut. Ihr Blut selbst hat auch nicht die richtige Beschaffenheit, sondern ist ziemlich schaumig. Sie haben genügend Fleisch auf dem Leibe, und dies ist weich wie Weiberfleisch. Ihre Gliedmaßen sind zwar kräftig entwikkelt, aber sie besitzen keine mutige und entschlossene Gemütsart. In ihren Gedanken aber und in der Unterhaltung sind sie mutig und wacker, wie ein Feuer, dessen Flamme plötzlich aufflackert und ebenso rasch wieder zusammensinkt, zeigen auch in ihrem äußeren Gehaben Mut, erweisen diesen aber in ihren Taten nicht und zeigen in ihrem Verkehr mit anderen, daß es ihnen mehr auf die Meinung wie auf die Tat ankommt. Der Wind in ihren Lenden besitzt nur geringes Feuer, so daß er nur wenig wärmt, wie eben lauwarmes Wasser. Ihre beiden Behälter, die sich wie zwei Blasebalge verhalten sollten, um das Feuer anzufachen, sind in ihrer Schwäche verlassen und haben nicht die

Kräfte, den Stamm aufzurichten, weil sie nicht das volle Feuer in sich haben. Solche Männer können bei der Umarmung geliebt werden, weil sie Männern und Frauen beiwohnen können und zuverlässig sind. So haben sie auch ihren Mitmenschen gegenüber keinen tödlichen Haß, sondern den gemäßigten Genuß der ersterschaffenden Kreatur im Leibe, als Adam und Eva noch ohne fleischliche Umarmung lebten, während sie Schwächlinge bei diesem und jenem Zeugungsakt sind. Weil bei diesen Männern der Samen nicht wie sonst beim männlichen Geschlecht beschaffen sein kann, sind sie auch nicht imstande, sich durch einen Bart noch durch andere derartige Eigenheiten der Männer als rechte Männer zu erweisen. Da sie aber niemandem etwas mißgönnen, lieben sie in ihrer natürlichen Schwäche aus gutem Herzen heraus die Frauen, die ja auch schwach sind, weil die Frau in ihrer Schwäche wie ein Knabe ist. Daher kommt es, daß derartige Männer doch zuweilen einigermaßen sich erwärmen und dann wohl einmal einen schwächlichen Bartwuchs erzielen, wie Erde, die ein bißchen Gras hervorbringt. Es mangelt ihnen aber am Pflug die rechte Kraft, das Erdreich durchzupflügen, weil sie den Frauen nicht so beiwohnen können wie zeugungskräftige Männer, sondern unfruchtbar sind. Daher haben sie auch in ihren Gedanken nicht viel von der Geschlechtslust auszustehen, nur zuweilen denken sie daran und haben einen Wunsch. Weil sie mit diesem körperlichen Fehler behaftet sind, sind sie auch schwerfällig im Denken, die Gefäße ihrer Schläfen stehen nicht in voller Lebenskraft, sie haben brüchige Gefäße, ähnlich wie Rohrhalme und andere Pflanzen. Auch kann man nicht sagen, daß ihre Gefäße von rechter männlicher Beschaffenheit seien, weil sie kalt sind und auch ihr Samen dünn und ungekocht ist, wie Schaum. Auch können sie diesen nicht bis zum richtigen Zeitpunkt zurückhalten.

Von den kräftigen und gallereichen Männern. Es gibt aber Männer von besonderer Männerkraft, und diese haben ein starkes und derbes Gehirn. Seine äußeren, feinen Gefäße, welche seine Haut zusammenhalten, sind etwas rot gefärbt. Auch ihre Gesichtsfarbe ist rötlich, wie man es bei einzelnen Bildern sehen kann, die mit roter Farbe angemalt sind. Sie haben derbe und kräftige Gefäße, welche heißes Blut von der Farbe des Wachses führen. Sie sind um die Brust herum gedrungen gebaut und haben starke Arme. Sehr fett sind sie aber nicht, weil die kräftig entwickelten Gefäße, das heiße Blut und die starken Glieder es nicht zulassen, daß ihr Fleisch durch zuviel Fett dick wird.

Von den schwarzgalligen Männern. Es gibt aber auch andere Männer, deren Hirn ist fett, und das Häutchen des Gehirns wie auch dessen Gefäße sind trübe. Sie haben eine düstere Gesichtsfarbe, auch sind ihre Augen ziemlich feurig und denen der Vipern ähnlich. Sie haben harte und starke Gefäße, die ein schwarzes und dickes Blut in sich enthalten. Sie haben stark entwickeltes und hartes Fleisch und grobe Knochen, die nur wenig Mark enthalten. Dies brennt aber doch so heftig, daß solche Männer im Verkehr mit Weibern ungezügelt sind wie Tiere und Schlangen. Der Wind in ihren Lenden ist dreierlei Art: feurig und windig und vom Rauch der Schwarzgalle durchsetzt. Darum haben sie zu keinem Menschen rechte Zuneigung, sind abstoßend im Verkehr, geizig und dumm, dabei in ihrer Wollust ausschweifend und unmäßig im Verkehr mit Weibern, wie die Esel. Haben sie einmal von dieser Begierde abgelassen, dann befällt sie leicht eine Krankheit des Kopfes, so daß sie hirnwütig werden. Wenn sie im Verkehr mit Weibern ihrer Begierde nachgehen, leiden sie nicht an Krankheit des Kopfes. Gleichwohl ist ihre Umarmung, die sie mit den Frauen in mäßigen Grenzen halten sollten, schmerzhaft, widerwärtig und todbringend wie die von reißenden Wölfen. Einige von ihnen verkehren gern und in menschlicher Weise mit den Frauen, weil sie kräftige Gefäße und heftig brennendes Mark besitzen. Trotzdem hassen sie die Frauen. Andere aber können das weibliche Geschlecht meiden, weil sie die Frauen nicht lieben und sie nicht haben wollen, sondern in ihrem Herzen so grausam wie die Löwen sind und sich betragen wie die Bären. In den Werken ihrer Hände aber sind sie geschickt und tüchtig, schaffen auch gerne. Der Wind der Lust aber, der in die beiden Behälter solcher Männer herabfällt, kommt so ungezügelt und in solch plötzlichem Anstoß wie ein Wind, der das ganze Haus unversehens und heftig erschüttert, und richtet den Stamm so tyrannisch auf, daß derselbe Stamm, der doch in voller Blüte dastehen sollte, sich in der Gehässigkeit der Weise der Vipern krümmt und in solcher Schlechtigkeit wie eine tod- und verderbenbringende Viper seiner Nachkommenschaft gegenüber seine Bosheit erweist. Das teuflische Blendwerk wütet in der Leidenschaft solcher Männer derartig, daß, wenn sie könnten, sie die Frau in der Umarmung töten würden. Denn es sind keine Taten der Liebe und der geschlechtlichen Zuneigung in ihnen. Daher haben die Söhne und Töchter, die sie so erzeugen, häufig in ihren Lastern und Gewohnheiten einen teuflischen Wahnsinn, weil sie ohne Liebe gezeugt wurden. Ihre Nachkommen werden meist unglücklich sein und verworren in allen ihren Gewohnheiten und können von den Menschen nicht geliebt werden, noch auch haben sie selbst den Aufenthalt unter ihren Mitmenschen gerne, weil sie von allerlei Einbildungen gequält werden. Wenn sie aber mit anderen Menschen verbleiben, dann zeigen sie sich diesen gegenüber gehässig, neidisch und von verkehrten Sitten, haben auch keine Freude mit ihnen. Einige der von ihnen Gezeugten werden gleichwohl manchmal klug und brauchbar, dennoch aber zeigen sie bei ihrer Brauchbarkeit ein so unangenehmes und verkehrtes Wesen, daß sie deshalb weder geliebt noch geehrt werden können. Sie sind wie die gemeinen Steine, die ohne Glanz umherliegen, als seien sie ausgelöscht, und neben den edlen Steinen nicht geschätzt werden, weil sie den schönen Glanz nicht besitzen.

Von der geschlechtlichen Begierde – Hildegards offene Sprache über Sex

»Sexualität ist das, was wir daraus machen: eine teure oder billige Ware, Mittel der Fortpflanzung, Abwehr der Einsamkeit, eine Kommunikationsform, eine Waffe der Aggression (Herrschaft, Macht, Strafe, Unterwerfung), ein Sport, Liebe, Kunst, Schönheit, ein idealer Zustand, das Böse, das Gute, Luxus oder Entspannung, Belohnung, Flucht, ein Grund der Selbstachtung, ein Ausdruck der Zuneigung, eine Art der Rebellion, eine Quelle der Freiheit, Pflicht, Vergnügen, Vereinigung mit dem All, mystische Ekstase, ein Weg zum Frieden, eine juristische Streitsache, eine Art, menschliches Neuland zu erkunden, eine Technik, eine biologische Funktion, Ausdruck psychischer Krankheit oder Gesundheit oder einfach eine sinnliche Erfahrung.«

So zitierte Professor Dr. rer. nat. Elisabeth Müller-Luckmann im Rahmen ihres Referates über sexuelle Verhaltensstörungen durch Eifersucht die amerikanische Psychoanalytikerin Avodah Offitt, die hier aufzählte, was Sexualität alles sein kann.

Und genauso offen spricht auch Hildegard von Bingen über dieses Thema – ganz im Gegensatz zum Geist ihres Zeitalters. Auch als mutmaßlich asketisch lebende Ordensfrau bejaht sie in ihrem Reden und ihren Schriften den Körper. Askese – ernst gemeint – wird von ihr akzeptiert. Sie wettert aber – zum Beispiel bei einer Rede in Köln um 1162 – gegen Leute, die ihre sexuelle Enthaltsamkeit wie eine Fahne vor sich hertragen: »Denn der Teufel ist bei diesen Leuten.«

Sexualität soll »nicht ziellos und in Gottvergessenheit« praktiziert werden. Aber im Gegensatz zu manch strenger Auslegung der katholischen Morallehre dient bei Hildegard von Bingen der Geschlechtsverkehr nicht nur der Fruchtbarkeit, sondern auch der Entfaltung der Persönlichkeit. Die Partnerschaft hält sie für so wichtig, daß sie auch im Fall eines Seitensprungs nicht leichtfertig aufs Spiel gesetzt werden sollte.

Hier einige Originaltexte aus der Bearbeitung des Kopenhagener Manuskripts durch Professor Schulz, die auch eine der ersten bekannten Beschreibungen eines Orgasmus beinhalten:

> Die Wärme des Feuers im Mark verhält sich nämlich wie das Feuer in einem Stein und hat drei Kräfte zu eigen:
>
> Mit der einen Kraft entzündet es das Blut, damit es fließen kann, die andere läßt in verschiedener Weise zeitweilig sowohl beim Mann wie bei der Frau Blut austreten, die dritte aber erzeugt den brennenden und süßen Genuß und den sich mühenden und brennenden Sturm des süßesten Zeugungstriebes. Ist die Frau in Vereinigung mit dem Manne, so kündet die Wärme in ihrem Gehirn, die das Lustgefühl in sich trägt, den Geschmack dieses Lustgefühls bei der Vereinigung vorher an, wie auch den Erguß des Samens. Ist der Samen an seinen Ort gefallen, dann zieht ihn die eben erwähnte, sehr starke Wärme des Gehirns an und hält ihn fest. Fast gleichzeitig damit ziehen sich die Nieren der Frau zusammen und

alle Teile, die während des Monatsflusses zur Öffnung bereit stehen, schließen sich so fest, wie wenn ein starker Mann irgendeinen Gegenstand in seiner Hand fest verschließt.

Eindrucksvoll, fast poetisch ist auch dieser Textabschnitt:

Zuweilen erhebt sich dieser brennende Sturm beim Menschen, wenn er müßig und durch keinerlei Beschäftigung in Anspruch genommen ist, bläst in seine Brust hinein, macht den Menschen ein bißchen fröhlich und steigt so von seiner Brust zum Gehirn empor und erfüllt dies in seiner Gesamtheit wie auch seine Gefäße mit einer brennenden Wärme, ergreift weiterhin auch die Lunge und das Herz und gelangt so zu den Orten des Geschlechts, beim Manne zu den Lenden, bei der Frau zum Nabel. Dann schläft das Bewußtsein des Menschen ein, weil er nicht weiß, was er tut ...

Die weibliche Lust, so Hildegard von Bingen, sei wie die Sonne,

die mild und sanft die Erde mit ihrer Wärme andauernd durchdringt, damit sie Früchte hervorbringen kann. Würde sie anhaltend und stärker niederbrennen, würde sie die Früchte mehr schädigen, als sie hervorbringen. So sind auch die Blutgefäße, welche sich in der Leber und im Bauche des Mannes vorfinden, begegnen sich in seinen Geschlechtsteilen ... der Wind in seinen Lenden ist mehr feuriger wie luftiger Art. Ihm unterstehen zwei kleine Behälter [kann man heute als Hoden interpretieren], in die er hineinbläst wie in einen Blasebalg. Die beiden Behälter umgeben den Stamm aller männlichen Kraft [den Penis] und helfen ihm geradeso wie kleine, neben einem Turm errichtete Bollwerke, die diesen verteidigen. Wenn sie diesen Stamm in seiner Kraft aufrichten, halten sie ihn kräftig fest, und auf diese Weise grünt der Stamm in seiner Nachkommenschaft.

Nach Hildegard von Bingen sind »Liebe und Zärtlichkeit« beider Elternteile zur Zeugung erforderlich:

> Wenn der männliche Samen an seinen Ort fällt, nimmt ihn das Blut der Frau mit liebendem Verlangen auf und zieht ihn in sich, wie wenn der Atem etwas in sich einzieht. Wenn ein Mann mit dem Erguß eines kräftigen Samens in rechter Liebe und Zärtlichkeit zur Frau sich dieser naht und die Frau zur selben Stunde ebenfalls die rechte Liebe zum Manne empfindet, so wird ein männliches Kind empfangen ... Fehlt der Frau die Liebe zum Manne ... wird gleichwohl ein männliches Kind empfangen. Dieser Knabe wird aber schwächlich sein und keine tüchtigen Eigenschaften besitzen.
>
> Ist der Samen des Mannes schwach, hat dieser gleichwohl Liebe und Zueignung zur Frau und diese die gleiche Liebe zu ihm, so wird ein tugendreiches weibliches Kind gezeugt. Empfindet die Frau die zärtliche Liebe der Zueignung zum Mann und dieser nicht zu ihr, und ist auch zur selben Stunde der männliche Samen zu dünn, so entsteht, weil dem Samen die Kraft fehlt, daraus ebenfalls ein Mädchen ...

Derartige Texte müssen ebenso im Geist der Zeit bewertet werden wie das Empfängnis-Lunar ab Seite 220 und können nicht direkt auf die heutige Situation übertragen werden. Doch gültig ist in jedem Fall: Die Liebe der Eltern und im weiteren Sinne auch deren Engagement für ihr Wohlergehen ist mitentscheidend für das Schicksal der Kinder.

Lebensplan und Lebensstil müssen stimmen!

Nur glückliche, ausgeglichene Menschen mit angemessenem Lebensstil und Lebensplan sind gesund. »Kranksein weist einem inneren Sinn nach auf die natürliche und gesunde Lebensführung hin«, interpretiert der Medizinhistoriker Heinrich Schipperges in seinem Buch »Heilkunde – Das Buch von dem Grund und dem Wesen und der Heilung der Krankheiten« die diesbezüglichen Schriften der heiligen Hildegard von Bingen. »Wie der Schmerz signalisiert und die Lebenskraft entsprechend alarmiert, so tendiert auch die restituierende Genesungskraft, die als ›viriditas animae‹ im Grund aller Krankheitsverläufe wach werden mußte, auf Regulierung der gestörten Ordnung, auf Temperierung der aufgestörten Kardinalsäfte und somit auf die Harmonisierung der leiblichen Organisation hin. Krankheit wird ihr ein Korrektiv, und zwar für den ganzen Menschen ... der Mensch hat versagt in seiner Unbotmäßigkeit und soll wieder hören lernen, was er in seiner Krankheit zu fühlen bekommen hat.«

Hildegard von Bingen wehrt sich gegen übertriebene Askese, auch im Kloster (etwa das Schweigegebot). Der Schlaf- und Wachrhythmus muß dem »großartigen Modell der Natur« angepaßt sein. Schädlich ist laut Hildegard von Bingen die Eintönigkeit. »Der Mensch braucht Veränderung, Bewegung, daher auch die Arbeit und sein Handwerk. Er ist nicht nur ›opus Die‹, er ist auch selber ›homo operans‹, wozu selbstverständlich sportliche Übungen wie Jagd und Rei-

ten, die aber von Frauen nur mit Vorbehalt durchgeführt werden sollen, gehören.« (Schipperges)
Gesunder Lebensstil erfordert Beherrschung. Doch dazu meint Hildegard von Bingen, daß nicht »Fasten und Nachtwachen den beherrschten Menschen ausmachen, auch nicht sexuelle Enthaltsamkeit« und die strenge Tracht, sondern »immer die demütige Haltung in der Mitte«.
Was bedeutet dies für die Wertevorstellung von heute? Die Generation unserer Großmütter sah den Mann als den Ernährer der Familie, zuständig für alle »Außenbeziehungen«, den Lebensbereich der Frau dagegen noch in den berühmten drei »K's« Kirche, Küche und Kinder. Ein großer Teil unserer Mütter lebt auch heute noch danach.
In den sechziger, siebziger, achtziger Jahren hat sich die Situation der Frau mehrfach geändert. Und jetzt, um die Jahrtausendwende, stellen sich zunehmend auch die Männer um. Immer weniger pochen auf die Rolle, die ihnen die Tradition zuwies. Viele verzichten wenigstens zeitweise auf Karrierechancen, reduzieren ihren beruflichen Einsatz, um sich als »Hausmann« um die Familie kümmern zu können. Sie halten ihrer Partnerin den Rücken frei, die vielleicht gerade beruflich erfolgreicher ist und die größeren Aufstiegsmöglichkeiten hat.
Damit einher gehen auch neue gesundheitliche Probleme. Nicht jeder Mann erträgt den »Rückschritt ins zweite Glied«. Mancher reagiert mit psychosomatischen Störungen. Nicht immer klappt die noch so gut gedachte Aufgabenteilung zwischen dem Mann und der gerade beruflich erfolgreicheren Frau. Dann liegen auf der (Ehe-)Partnerin fast alle Belastungen, die mit der Berufstätigkeit und der Sorge um die Familie verbunden sind.

Mehr als 40 Prozent der Frauen in der Bundesrepublik arbeiten außer Haus. Im Rahmen der Europäischen Gemeinschaft mit über 40 Millionen erwerbstätigen Frauen liegt unser Land nach Dänemark (mit über 44 Prozent berufstätiger Frauen), Großbritannien und Frankreich an vierter Stelle.
Untersuchungen in einem großen Industriebetrieb in Ludwigshafen haben ergeben, daß dies ausschließlich auf Kosten von Freizeit und Erholung geht.
Da berufstätige Frauen nahezu die gleiche Zeit für die Versorgung ihres Haushalts aufwenden wie nichtberufstätige, stehen viele unter einem übergroßen Streß. Der arbeitsmedizinische Direktor Professor Dr. med. A. M. Thiess nannte als Folgen:

- Für die doppelbelasteten Frauen gibt es so gut wie keine Freizeit.
- Sie haben ständig ein Schlafdefizit.
- Sie kommen so gut wie nie dazu, regelmäßig Sport zu betreiben.

Mit dieser Entwicklung einher gehen Veränderungen im soziologischen Bereich, die Sexualität, Partnerbeziehungen und die Berufstätigkeit betreffen. Die Diplom-Psychologin Dr. phil. Viola Frick-Bruder umschrieb sie einmal mit Worten, die auch heute noch gelten:

- Die Frau hat mit der alten Rollenidentität der passiv abhängigen, mütterlich versorgenden, aber auch versorgt werdenden Frau gebrochen, die keine Ansprüche auf eine eigene sexuelle oder berufliche Verwirklichung hat.

- Sie hat sich auf den Weg zu einer neuen Identität gemacht, sie aber noch nicht gefunden. Auch das Ziel einer solchen neuen Identität ist in der öffentlich geführten Diskussion der Frau noch unklar.
- Im Extremfall wenden sich Frauen völlig von den Männern ab, betrachten sie als »Gegner«.

Dr. Frick-Bruder zitierte in einem Referat Untersuchungen des Psychoanalytikers H. E. Richter, der aus den neuen Rollenbildern der Geschlechter die Schlußfolgerungen zog, daß die Frau heute:

- organisch zwar gesünder sei als der Mann,
- jedoch mehr zu vegetativen und funktionellen Beschwerden neige,
- im Leben mehr leide als der Mann,
- sich dieses Leiden aber aufgrund ihres »anerzogenen Rollenstereotyps« früher eingestehen könne.

Dieser sich bei vielen Frauen aus dieser Situation ergebende »Wunsch nach Veränderung, Vereinbarkeit von bislang Unzulänglichem oder Nicht-Möglichem auf der einen Seite, Angst und Hilflosigkeit angesichts dieser Ansprüche und realer Schwierigkeiten auf der anderen« (Dr. Frick-Bruder) ist mit ein Anlaß für zahlreiche gesundheitliche Störungen, die in den letzten Jahren zunehmen. Das Ausbleiben der Regel gehört dazu, schmerzhafte Blutungen, Sterilität, allgemeine Nervosität, Depressionen.
Es lohnt sicher eine »Bestandsaufnahme« in Lebensstil und Lebensplanung. Was ist wichtiger in der gegenwärtigen Phase? Die Familie? Der Partner? Das Erlebnis der Mutter-

schaft, das immer mehr Akademikerinnen nach dem Abschluß ihrer beruflichen Karriere im Alter von 35, ja auch noch 40 Jahren suchen?

Oder die Selbstverwirklichung im Beruf, die Frauen mit Haupt- und Mittelschulabschluß im gleichen Alter mit ihrem Wiedereintritt ins Berufsleben erwarten?

Diese Bevölkerungsgruppe tendiert immer noch zur frühen Heirat. Ihre Kinder sind fast schon aus der Schule, wenn jene der Akademikerinnen erst geboren werden.

Ist Job-sharing eine Lösung? Oder die ab dem 55. Lebensjahr mögliche Teilrente?

Der beste Kompromiß wäre in der Tat für die meisten berufstätigen Frauen, aber auch für viele Männer die Teilzeitarbeit. Zwar haben sich diese Stellen innerhalb der letzten fünfzehn Jahre von 20 000 auf gegenwärtig über eineinhalb Millionen erhöht. Es sind aber immer noch zuwenig. Außerdem haben viele Teilzeitarbeitsplätze den Nachteil, daß sie bei weitem nicht der Qualifikation entsprechen, über die interessierte Frauen und Männer verfügen oder die sie anstreben. Von »Selbstverwirklichung im Beruf« kann dann oft nicht gesprochen werden.

Ähnliches gilt für die Teilrente, mit der sich ausreichend weder Arbeitgeber noch Arbeitnehmer anfreunden können, obwohl die Chance, bei relativ geringen finanziellen Einbußen innerhalb von maximal fünf Jahren nur die halbe Zeit arbeiten zu müssen, doch für viele einen gewaltigen Zuwachs an Lebensqualität bedeuten würde. Zudem bekäme ein gerade ausgebildeter junger Mensch oder auch ein Arbeitsloser wieder einen festen Job.

Eine Lösung mancher Probleme wäre auch das sogenannte Job-sharing: Zwei gleichermaßen qualifizierte Leute teilen sich einen anspruchsvollen Arbeitsplatz. Auf diese Weise fällt es ihnen leichter, den Anforderungen im Betrieb und in der Familie gerecht zu werden.

Welche Lösung auch immer gefunden wird: Der »Lebensplan« muß ebenso stimmen wie der »Lebensstil«, stellte schon Hildegard von Bingen fest, sonst können Gesundheit und Wohlbefinden in Gefahr sein.

Vom rechten Essen und richtigen Fasten

»Wenn der Mensch ißt und trinkt, so führt der dem Leben eigene Zug der Vernunft, der im Menschen liegt, den Geschmack, den feineren Saft und den Geruch der Speisen und Getränke nach oben hin zu seinem Gehirn und erwärmt dies dadurch, daß er dessen Gefäße ausfüllt. Die übrigen Bestandteile der Speisen und Getränke, die zum Magen hin gelangen, erwärmen das Herz, die Leber und die Lunge ...«, erklärt Hildegard von Bingen in ihrem Werk »Ursachen und Behandlung der Krankheiten«.

Fragen der Ernährung nehmen in diesem Werk breiten Raum ein. Die Heilige ist der Ansicht, daß ein körperlich gesunder Mensch das Frühstück durchaus einmal ausfallen lassen kann, hat unterschiedliche Nahrungsmittelempfehlungen für Sommer und Winter und schreibt zum Thema Trinken: »Wenn er, gesund oder krank, nach dem Schlafen Durst hat, soll er Wein oder Bier trinken und kein Wasser, weil das Wasser seinem Blut und den Säften dann mehr Schaden wie Hilfe bringen würde.«

Die letzten beiden Ratschläge hatten zu ihrer Zeit vor allem aus Hygienegründen ihre Berechtigung. Die Qualität des Wassers und der Lebensmittel ist heute in unserem Land kein Problem mehr. Trotzdem müssen wir uns Sorgen machen.

»Wir haben eine Überernährung und eine Mangelernährung gleichzeitig – Mangelernährung trotz übervoller Teller ...«, stellte die Ärztin und Umweltmedizinerin Dr. Irmgard Niestroj auf einer von der Klinik für Innere Medizin und Naturheilverfahren, dem Schwarzwald Sanatorium Obertal, und der Europäischen Volkspartei organisierten Tagung »Umwelt und Gesundheit« fest. »Wir haben eine Überernährung in bezug auf zuviel Fett, zuviel Fleisch und Wurstwaren, zuviel in bezug auf einfache Kohlenhydrate wie Zucker und Weißmehl und zuwenig Ballaststoffe, Obst und Gemüse.

So kommt es zum Beispiel zu einer Belastung durch erhöhtes Cholesterin im Blut, was im wesentlichen mit den niedrigen Ballaststoffen und der ungünstigen Fettverteilung zusammenhängt. Gleichzeitig entsteht dadurch eine vermehrte Lipidperoxidation mit Zunahme der Gefäßschäden. Die Verhinderung der Oxidation der überhöhten Fette verbraucht ihrerseits Stoffe, die über die Nahrung aufgenommen werden, wie Vitamin C, Vitamin E und Beta-Carotin.

Die heutige Umweltsituation mit dem extrem erhöhten Streß ist eine zusätzliche Belastung für die körpereigenen Schutz- und Entgiftungsfunktionen. Der Bedarf an Vitaminen, Mineralstoffen und Spurenelementen, die als aktivierende Bestandteile der Schutzmechanismen fungieren, ist erhöht und kann über die normale Kost nicht mehr abgedeckt werden. Die Schutz- und Entgiftungsleistung sinkt.

Die intensive Landwirtschaft belastet mit ihrer Stickstoff-Überdüngung die Böden. Die erhöhte Nitratbelastung schädigt den Menschen direkt und läßt auch vermehrt Ozon entstehen. Der saure Regen führt dazu, daß Mikronährstoffe, die von der Pflanze in ihrem gewohnten Milieu gut aufgenommen werden, in dem sauren Milieu eventuell leichter löslich sind und dann ausgewaschen werden – oder schwerer löslich sind und von der Pflanze dann nicht mehr

so gut aufgenommen werden können. Unsere Wälder, die durch Magnesiummangel geschädigt sind, werden nicht durch Magnesiumdüngung therapiert, sondern soweit gekalkt, daß der pH-Wert des Bodens korrigiert wird und damit das noch im Boden befindliche Magnesium besser aufgenommen werden kann.
Durch unreifes Ernten, lange Lagerungen und Transporte bleiben die Vitamine im wahrsten Sinne des Wortes auf der Strecke. Wir haben denaturierte Nahrungsmittel, wir haben Verwendung von Zusatzstoffen, Schadstoffbelastung, falsche und schlechte Zubereitung. Ein Beispiel: Ein Salatkopf verliert durch die Lagerung bei Zimmertemperatur innerhalb von drei Tagen siebzig Prozent des enthaltenen Vitamin C. Bei dem in der Konsistenz etwas festeren Blumenkohl ist der Verlust nicht ganz so hoch.«
Das erst in unserem Jahrhundert geschaffene Kunstwort »Vitamin« kommt in Hildegards Schriften natürlich nicht vor. Gleichwohl wußte sie von ihrer Existenz und dem Umstand, daß der Körper sie bei der Verdauung dem Nahrungsbrei entnimmt, wenn sie zum Beispiel schreibt: »Eine Speise, die den menschlichen Geweben das Fett zuführt, wird verdaut in der ersten Nacht nach dem Verzehren. Eine Speise, die den Eingeweiden [Drüsen] Wirkstoffe liefert, geht am ersten dem Essen folgenden Tag in die Verdauung über ...«
Diese von Dr. Niestroj beklagte Denaturierung der Nahrungsmittel führt zu einer erheblichen Unterversorgung, was Vitamine und Spurenelemente anbelangt. Im einzelnen erläuterte die Ärztin auf der erwähnten Tagung »Umwelt und Gesundheit«: »Sie zeigt, daß von der für ein gesundes Herz-Kreislauf-System immens wichtigen Folsäure nur ein Prozent der Frauen ausreichend (d. h. entsprechend

den Empfehlungen der DGE) aufnehmen und 97 Prozent der jungen Männer eine mangelhafte Aufnahme haben. Das ist für diese Bevölkerungsgruppe, die für den Nachwuchs sorgen muß, erschreckend.«

Mit einer vermehrten Belastung verträgt sich diese Situation nicht. Es gibt bereits interne Untersuchungen einzelner Universitätskliniken über eine bei Frauen im jüngeren Alter etwas angestiegene Tumorhäufigkeit der Brust. Diese Daten sind, wenn sie sich nur auf einzelne Kliniken beziehen, natürlich statistisch nicht für das ganze Bundesgebiet repräsentativ. Sie zeigen jedoch die Tendenz und weisen auf einen Handlungsbedarf hin.

Folsäure im Zusammenspiel mit anderen B-Vitaminen ist aber auch für wichtige Entgiftungsfunktionen im Rahmen des Glutathion-Systems notwendig. Eine der wesentlichen Erkrankungen unserer Zeit und Haupttodesursache sind Herz-Kreislauf-Störungen. Auch hier ist ein Folsäuremangel Mitauslöser von Herz-Kreislauf-Erkrankungen. Der Gesamtzusammenhang ist sicher komplizierter zu sehen, aber hier soll verdeutlicht werden, daß Cholesterin nicht der einzige schädliche Faktor ist. Das negativ wirkende LDL-Cholesterin (im Gegensatz zum positiven HDL-Cholesterin) lagert sich oxidiert in die Gefäßwände ein, und es kommt zu einer vermehrten Thrombozytenanheftung. Gleichzeitig spielt der Stoffwechsel der schwefelhaltigen Aminosäuren eine wichtige Rolle. Wenn Folsäure, die Vitamine B12 und B6 nicht ausreichend vorhanden sind, wird ein Stoffwechselzwischenprodukt (Homocystein) nicht zu Cystein abgebaut oder zu Methionin regeneriert. Homocystein in höherer Konzentration wirkt jedoch gefäßschädigend und Arteriosklerose auslösend. Im Bereich dieser Gefäßschäden lagert sich das LDL-Cholesterin vermehrt ein. Eine weitere schützende Substanz in unserem Körper ist das Stickoxid. Wird dieses vermehrt oxidiert, wirkt es nicht mehr wie üblich gefäßerweiternd, sondern die Gefäße verengen sich. Dies führt zu Hypertonie und damit wieder zu vermehrten Gefäßschäden.

Diese Details waren zur Zeit Hildegard von Bingens noch nicht bekannt. Wer sich aber um naturbelassene Nahrungsmittel bemüht, geht weniger das Risiko einer Unterversorgung ein. Hildegard schreibt: »Die ganze Natur soll dem Menschen dienen, so daß er mit ihr wirke, weil der Mensch ohne Natur weder leben noch bestehen kann.«

Das andere Problem, die Überernährung und ihre Folgen für den einzelnen, kannte die Heilige durchaus. Sie schreibt zum Beispiel im Kapitel *Von der Fettleibigkeit:* »Wenn ein Mensch übermäßig fettes Fleisch oder andere Gerichte oder auch übermäßig blutreiche Speisen zu sich nimmt, wird er davon leichter krank wie gesund, weil solche überfetten Speisen wegen der allzu vielen und schlüpfrigen Feuchtigkeit, die in ihnen ist, nicht bis zu einer richtigen und gesunden Verdauung im Magen des Menschen verweilen können. Deshalb soll der Mensch nur mäßig fette und wenig Blut enthaltende Speisen genießen, damit er sie zu guter und richtiger Verdauung bei sich behalten kann.«

Ganz detailliert wird sie im Kapitel *Gicht (Podagra):*

> Wer weiches, üppiges Fleisch an seinem Körper hat und häufig allerlei Leckerbissen verspeist, wird leicht vom Podagra befallen. Hat nämlich jemand zwei gute und gesunde Gerichte genossen und als drittes ein schädliches und wenig nahrhaftes, so bewältigen die zwei guten und

gesunden Gerichte das dritte, schädliche und weniger nahrhafte, so daß es den Menschen, der es verspeist, weniger schädigt. Verzehrt aber jemand zwei schlechte, ungeeignete Speisen und gleichzeitig als dritte ein gutes und bekömmliches Gericht, so bewältigen die beiden schlechten und unpassenden Speisen die dritte gute und gesunde und lassen es nur selten dahin kommen, daß diese sich zum Wohlbefinden des Menschen entwickeln kann. Es ereignet sich oft bei Leuten, die allerlei durcheinander essen, daß sie danach leicht krank werden. Wenn also Leute mit weichem, üppigem Fleisch am Leibe im Übermaß allerlei leckere Speisen zu sich nehmen, so nehmen die schlechten Säfte bei ihnen sehr überhand, fließen in ihnen über und vermehren sich, so daß es unmöglich wird, sie davor zurückzuhalten, daß sie nicht ordnungslos in solchen Menschen hierhin und dahin fließen und so endlich in die unteren Körperteile herabsteigen und in den Schenkeln und Füßen zu toben beginnen. Und weil sie hier keinen Ausweg haben und zu den oberen Körperteilen, woher sie gekommen sind, nicht wieder aufsteigen können, so verbleiben sie in den unteren Gliedern, werden in Schleim umgewandelt und verhärten. Dann empfindet solch ein Mensch in seinen Beinen und Füßen das Podagra und hat Schmerzen, so daß er kaum gehen kann. Auch bei Weibern mit weichem, üppigem Fleisch, die gleichfalls übermäßig viel leckere Speisen genießen, vermehren sich die schlechten Säfte, wie oben beschrieben wurde, führen aber nicht so leicht zum Podagra. Die schlechten Säfte gehen zur monatlichen Reinigung, und so werden solche Frauen vom Podagra befreit.

Hildegard von Bingen liefert hier eine Beschreibung eines Gichtanfalls, die heute noch gültig ist.
Fasten ist für Hildegard von Bingen das Allheilmittel, das Risiken und Beschwerden bei Übergewicht eliminieren kann. Egal, ob Gicht, leichte Formen der Zuckerkrankheit, Bluthochdruck, Fettleber, Arthrose, Herzinsuffizienz, Atemnot, rasche Ermüdung, Beschwerden in belasteten Gelenken oder zu hoher Cholesterinspiegel.
Für viele Ärztegenerationen galt gerade »Cholesterin« als der größte Feind des menschlichen Körpers, als hauptverantwortlich für Herz- und Gefäßkrankheiten.
Arteriosklerose ist immer noch die führende Krankheits- und Todesursache in den Industrieländern. Doch inzwischen denkt die Medizin differenzierter. Wie es die heilige Hildegard von Bingen schon ganz konkret erahnte, indem sie von »guten« und »schlechten« Eiweißsäften sprach, haben die Forscher heute nachgewiesen, daß Cholesterin nicht gleich Cholesterin ist. Es gibt »arterioskleroseféindliche« und »arteriosklerosefreundliche« Anteile, die Ärzte mit »HDL« (für High-density-Lipoproteine) und »LDL« (für Low-density-Lipoproteine) abkürzen, hoch- und niedrig verdichtete Fettstoffe im Blut. Nur »LDL«-Fettstoffe sind der Feind, »HDL« können im Gegensatz dazu sogar vor Herzinfarkt schützen.
In vielen Versuchsreihen wurde inzwischen nachgewiesen, daß ein niedriger »HDL«-Spiegel im Rahmen des Gesamtcholesterins das Herzinfarktrisiko ebenso erhöht wie ein insgesamt erhöhter Cholesterinspiegel. Doch wie »HDL« hoch halten und »LDL« senken?
Das älteste und natürlichste Gesundheitsprogramm der Welt, das Fasten, wird dabei mit den Möglichkeiten der

heutigen Medizin kombiniert, kann hier Menschen mit dem Risikofaktor »Cholesterinspiegel« und »Übergewicht« helfen: Fastenwandern.

Auch die Vorteile der Kombination Fasten und Bewegung wurde bereits durch viele Tests wissenschaftlich bewiesen, zum Beispiel durch eine amerikanische Untersuchung, über die die Fachzeitschrift »Medical Tribune« berichtete. An der amerikanischen Studie nahmen 131 »mäßig bis deutlich übergewichtige Männer«, deren Körpergewicht 20 bis 60 Prozent über dem Idealgewicht lag, teil. Per Los wurde entschieden, wer in eine Diätgruppe kommt, die 400 Kalorien täglich einspart, sich aber kaum mehr als bisher bewegt, und wer in die »Trainingsgruppe« eintritt, die ihre Eßgewohnheiten nicht ändert, dafür aber 15 bis 19 Kilometer pro Woche joggt.

Eine Kontrollgruppe (die weder abnehmen noch sportlich tätig sein wollte) hatte nach einem Jahr ihr Körperfett kaum abgebaut (lediglich durchschnittlich um 300 Gramm). Die Diätpatienten nahmen dagegen um 5,9 Kilogramm ab, die Sportler um 4,1 Kilogramm. Die »fettfreie Körpermasse« – so berichtet »Medical Tribune« – hatte sich bei der Trainingsgruppe fast nicht verändert, in der Kontrollgruppe um 0,8 Kilogramm zu- und in der Diätgruppe um 1,3 Kilogramm abgenommen.

Die interessantesten Ergebnisse brachte indessen die Laboruntersuchung: Sowohl während einer Kontrolluntersuchung nach sieben Monaten als auch am Ende des Tests, nach einem Jahr, wurde sowohl bei den Übergewichtigen »unter Training« als auch bei jenen »unter Diät« ein deutlicher Anstieg der »schützenden« HDL-Cholesterin-Fraktion beobachtet. »Medical Tribune« folgert aus den Untersuchungen, die am »Stanford Center for Research in Disease Prevention« (Stanford University School of Medicine, Stanford) durchgeführt wurden: »Offensichtlich lassen sich also in der täglichen Praxis sowohl durch diätetische Einschränkung als auch durch vermehrte körperliche Aktivität eine wesentliche Verkleinerung übersteigerter Fettdepots und eine positive Veränderung des Lipidspektrums erzielen.«

Ein übertriebenes Abnehmen kann allerdings gefährlich werden. Auch Hildegard von Bingen warnt in »Ursachen und Behandlung der Krankheiten« vor »unüberlegtem Fasten«:

> Enthalten sich Menschen in übertriebener Weise der Nahrung, so daß sie ihrem Körper den richtigen und angemessenen Ersatz an Nahrung nicht zukommen lassen, sind dabei die einen wechselnd und leichtfertig in ihrem Wesen, die anderen dagegen durch viele und große Beschwerden bedrückt, dann ereignet es sich manchmal, daß in ihrem Körper gewissermaßen Unwetter auftreten, weil die Elemente, die in ihnen sind, in eine verkehrte Art gebracht werden ...

Um solche »Unwetter im Körper« zu vermeiden, sollten intensive Fastenkuren heute nur unter Aufsicht eines Arztes durchgeführt werden.

Auf Heilfastenkuren verzichten können lediglich die Menschen, denen wirklich nichts fehlt. Doch dies sind nach einer US-amerikanischen Untersuchung nur sechs Prozent aller Frauen und Männer. Weitere sechs Prozent sind so krank, daß sich Fasten verbietet. 88 Prozent bewegen sich aber in der sogenannten Grauzone. Sie sind nicht krank, haben aber gesundheitliche Störungen – sei es Übergewicht, hohen Cholesterinspiegel, Erschöpfungszustände, Schlaflosigkeit, Verdauungsbeschwerden, Allergien. Die Liste der »Indikationen« ist lang.

Drei, vier Wochen dafür aufzuwenden wäre ideal, 14 Tage sollten es mindestens sein – so die Empfehlung der Ärzte. Intensive Bewegung gibt es erst ab der zweiten Woche.

Der deutsche Arzt Dr. Hermann Geesing, der im Schwarzwald schon 60 000 Fastenkuren überwachte, hat es am liebsten, wenn die Betroffenen in die Klinik kommen. Wer krankhaft hohe Cholesterinwerte hat, der bekommt durch eine andere bewährte Naturheilmethode die Fettstoffe erst mal reduziert. Von diesem niedrigeren, gesünderen Niveau aus wird der Körper dann durch »Fastenwandern« weiter aufgebaut.

Die meisten, die sich erstmals einer solchen Therapie unterziehen, sind überrascht, denn ist erst einmal ein »Tief« nach den ersten Tagen überwunden, wird das Fasten keinesfalls als Qual empfunden. Vor dem Beginn des Fastens steht ein Check-up. Internistische Diagnostik und klinische Untersuchungen werden eingesetzt, um den gesundheitlichen Status der Frau oder des Mannes zu ermitteln, die von Dr. Geesing nicht »Patienten«, sondern »Gäste« genannt werden.

Die Kur beginnt mit einem Obsttag und einer »Darmreinigung«. Die Nahrung der nächsten Tage – etwa 150 Kalorien täglich – ist nach den modernsten Erkenntnissen der Ernährungswissenschaft zusammengesetzt. So gibt es z. B. genau bemessene Magerquark-Mengen, die einen übermäßigen Eiweißabbau verhindern, und Honig in den Tee, damit der

Blutzuckerspiegel nicht gefährlich abfällt. Am dritten Tag – das Hungergefühl hat sich noch nicht ganz verloren – erleben die meisten ein »Tief«. Dr. Geesing: »Ich sage meinen Patienten dann immer: Die ersten drei Tage, das ist der Weg durch die Wüste. Wer zur Oase will, muß ihn gehen.« Fastende schlafen unruhig, empfinden die Begleitumstände des Fastens besonders störend. Andere Gedanken kommen auf, über den Sinn ihres Lebens wird nachgedacht, manche beschäftigen sich mit einer »persönlichen Bilanz«.

Auch das ist Hildegardsches Gedankengut. »Was nützt es, einige Schlacken und Gifte aus dem Körper zu entfernen, ohne die eigentlich auslösenden seelischen Ursachen zu beseitigen? Läßt man diese seelischen Risikofaktoren außer acht, ist in kurzer Zeit alles wieder beim alten. Der Grund für enttäuschende Langzeitergebnisse nach dem Fasten liegt also darin, daß eine dafür notwendige Bewußtseinswende nicht vollzogen wurde. Daher sieht Hildegard im Fasten fast ein Universal-Heilmittel, um krankmachende Belastungen zu beseitigen und die jedem Menschen innewohnenden Heilkräfte der Seele freizusetzen. So wird das aus den Fugen geratene Leben wieder in Ordnung gebracht«, schreibt Hildegard-Forscher Dr. Gottfried Hertzka.

Was Mundgeruch, Zahnbelag, belegte Zunge usw. anbelangt – eine häufige Erscheinung beim Fasten –, begründete Dr. Geesings Lehrmeister Dr. Otto Buchinger drastisch: »Man kann einen Stall nicht ausmisten, ohne daß es stinkt!« Diese Begleiterscheinungen zeigen, daß die Kur bereits »angeschlagen« hat, der Körper beginnt, den »Müll« loszuwerden.

Ist die Schwelle der ersten drei Tage überwunden, fühlt sich der Fastende zunehmend wohler. Herz und Kreislauf wer-

den durch die Kur schon dadurch entlastet, weil das Wasser aus dem Körper geschwemmt wird, man denkt klarer, ist zu erstaunlichen geistigen Leistungen fähig. Auch körperlich ist der Fastende bereits aufgebaut.
Wichtig ist, daß Fastende nach dem Abschluß der Kur noch einige Tage einplanen. Der Arzt legt individuell den Tag des »Fastenbrechens« fest. Danach kommen noch vier »Aufbautage«, während deren der Patient durch eine spezielle Aufbaudiät wieder an die Normalkost herangeführt und dabei – ebenso wie während der gesamten Kur – medizinisch überwacht wird.
Findet die Fastenkur in einem Sanatorium statt, wird eine klinische Abschlußuntersuchung durch den Arzt vorgenommen. Der Laborstatus dokumentiert den Erfolg. Danach erhält der Patient einen Diätplan für zu Hause, der pro Woche einen »Entlastungstag« vorsieht, damit die Werte des »schädlichen« LDL-Cholesterins nicht wieder ansteigen. Schlanker als vor der Kur, fühlen sich die meisten wie »neugeboren«. Und dies nicht nur wegen der verlorenen Pfunde und der besseren Körperchemie: Heilfasten – auch das ist wissenschaftlich erwiesen – stärkt zugleich das körpereigene Immunsystem und macht weniger anfällig gegen viele lästige Befindlichkeitsstörungen.

Die »wirklichen Volkskrankheiten«

Wo Hildegard hilft – und wo die Kranken bei der Schulmedizin besser aufgehoben sind

Die Diskussion über die moderne Medizin wird beherrscht von den Fortschritten bei der Behandlung von Aids, Krebs, der Transplantationsmedizin. Das ist die Welt der heutigen Ärzte. Betroffen sind davon glücklicherweise nur relativ wenige Menschen.

Als die »wahren Volkskrankheiten« bezeichnete der Wiener Soziologe Professor Dr. Michael Kunze, Vorstand des Instituts für Sozialmedizin an der Universität Wien, Leiden wie Kopfschmerz, Durchfall, Verstopfung, Schlafstörungen, weil diese Beschwerden nahezu jeden Menschen im Laufe seines Lebens treffen können. Das sind Probleme, die auch heute noch mit den Heilweisen der heiligen Hildegard von Bingen angegangen werden können.

Es gibt eine Reihe von Medizinern, die aus den Schriften der Heiligen Behandlungsempfehlungen für alle denkbaren Leiden herauslesen, auch zum Beispiel für Krebs. Ich halte dies für riskant. Wenn es zum Beispiel um ein Glaukom geht, Morbus Ménière, Zahnschmerzen, Nierenversagen, Krankheiten an Geschlechtsorganen, Harnsteine, Leberzirrhose, Hepatitis, Lebertumoren, Herz-Kreislauf-Krankheiten, Infektionen und Viren, Brusterkrankungen, bösartige gynäkologische Tumoren, ist man beim Schulmediziner besser aufgehoben, weil sonst wichtige, erst heute mögliche Behandlungsschritte verpaßt werden. Die »Lebensstil«-Medizin nach Hildegard von Bingen ist aber auch hier eine wichtige Ergänzung.

Verdauung, der »Seismograph der Seele«

Schwierigkeiten, zum Beispiel in der Familie oder im Betrieb, können nicht nur auf den Magen schlagen. Als »Seismograph auf innere und äußere Belastungen« gilt auch der Verdauungstrakt. Wer am Arbeitsplatz dem »Mobbing« ausgesetzt ist, kann darauf mit Verdauungsstörungen reagieren. Die Ärzte sprechen dann von »psychogener Obstipation«, einer durch seelische Probleme verursachten Verstopfung. Ebenso ist es möglich, daß der Betreffende mit Durchfall oder Übelkeit und Erbrechen reagiert. Natürlich spielen Ernährungsfehler oft eine ebenso große Rolle (davon mehr im nächsten Kapitel).

Bei Verdauungsproblemen gilt, wie in vielen anderen Bereichen der Medizin, die Reihenfolge: Ursachenforschung – milde Kräutertees – wirkungsvolle Medikamente. Der klassische »verdorbene Magen« renkt sich meist von selbst wieder ein, indem er ein paar Tage in Ruhe gelassen wird oder nur leichte Kost zu verdauen hat. Die Behandlungsstrategien richten sich nach den auf den nächsten Seiten dargestellten Symptomen.

Wenn der Darm Hilfe braucht. Rund jeder dritte Deutsche klagt über Verdauungsprobleme. Andere Statistiken klingen noch dramatischer und sprechen von fast 60 Prozent aller Frauen und über 20 Prozent der Männer, die in diesem

Bereich Schwierigkeiten haben. Viele sorgen sich zu Unrecht, meinen Ärzte. Sie hätten einfach falsche Vorstellungen von der »normalen« Frequenz der Darmentleerungen.

Eine »Obstipation«, wie eine Verstopfung medizinisch genannt wird, liegt – abgesehen von plötzlich auftretenden organischen Erkrankungen – erst vor, wenn es länger als drei Tage nicht zu einer Stuhlentleerung kam und das Verdauungsprodukt hart und trocken ist. So eine Situation muß mit einem geeigneten Abführmittel beherrscht werden. Denn: Eine Verstopfung ist zwar – wenn der Arzt organische Ursachen ausgeschlossen hat – keine schwerwiegende Erkrankung, doch recht lästig und zieht weitere Probleme nach sich. Im übertragenen Sinn ist da der Satz Hildegard von Bingens zu verstehen: »Wer am Magen-Darm leidet, weil er keine rechte Verdauung hat, dem werden die Augen schwach.« Deshalb kommt es darauf an, die Verdauungsorgane wieder an ihren natürlichen Rhythmus zu gewöhnen. Dieser ist für jeden Menschen verschieden und von unterschiedlichsten Faktoren wie Ernährung, Auswertung der Nahrung durch den Körper, Lebensgewohnheiten usw. abhängig.

Dreimal am Tag kann genauso »normal« sein wie alle zwei bis drei Tage einmal. Diese persönliche Frequenz sollte jeder für sich herausfinden – und seinen Darm entsprechend trainieren –, unterstützt durch »Hildegard-Kräuter«. Wünschenswert wäre natürlich eine tägliche Entleerung, nicht zuletzt, damit eventuelle Umweltbelastungen, die bei einer zügigen Passage des Speisebreis durch den Körper wieder ausgeschieden werden, nicht doch noch in den Körper übergehen.

»Aufwecken« können Sie Ihren Darm mit einfachen Mitteln, z. B. einem Glas Wasser (lauwarm bis Zimmertemperatur) am Morgen und einem kleinen Spaziergang.
Noch etwas, was viele nicht beachten: Nach der erfolgreichen Anwendung eines Abführmittels kann es einige Tage dauern, bis sich die Verdauungsorgane auf natürliche Weise wieder »melden«. Im allgemeinen ist dies auch kein Grund zur Sorge, denn der Darm braucht einige Zeit, bis er wieder gefüllt und zur Tätigkeit angeregt wird.

Ursachen: falsche Ernährung. Dies war bereits für Hildegard von Bingen eine der Hauptursachen der Verstopfung. Sie erkannte schon, daß ein zu hoher Fleischanteil bei der täglichen Ernährung sowie Zucker (üppige Nachtische und andere Süßigkeiten), aber zuwenig faserreiche Lebensmittel (Gemüsesorten, Früchte, ganze Körner) zu Verdauungsstörungen führen.

Eingebildete Verstopfung. Viele Menschen glauben, eine tägliche »Sitzung« gehöre zur gesunden Lebensführung, und sind schon beunruhigt, wenn sich ihr Darm nur jeden zweiten Tag meldet. Doch, wie schon erwähnt, zweimal täglich liegt ebenso noch im Normbereich wie dreimal wöchentlich. Oft kann Verstopfung schon dadurch, daß Leidende über die normale Frequenz informiert werden, beseitigt werden.

Irritierter Darm, »Reizkolon«. Mobilitätsstörungen des Dünn- und Dickdarms, die mit Bauchschmerzen und Verstopfung – gelegentlich aber auch mit Durchfall – einhergehen, gehören zu den häufigsten Beschwerden in entwickelten Staaten. Etwa die Hälfte aller Verdauungsstörungen hat diese Ursache. Eine anatomische Begründung kann für die Beschwerden nicht gefunden werden. Außer Diät und Medikamente können emotionelle Faktoren – Angst, echter oder eingebildeter Streß – eine Rolle spielen.

Mangelnde – oder verpaßte – Gelegenheiten. Nicht wenige leiden unter Verstopfung, weil sie nicht können, wenn sie müssen – oder auch nicht wollen. Dr. Christoph B. Melchers vom Institut für psychologische Wirkungsforschung in Schallstadt-Mengen hat diesem Problem auf einem Verdauungssymposium des Hauses Thomae auf Malta (»Psyche und Verdauung«) einen ganzen Vortrag gewidmet. »Der geeignete Zeitpunkt wird von den Betroffenen mit einer erstaunlichen Regelmäßigkeit verpaßt«, so sein Resümee. Im Vordergrund stehen dabei Verhinderungen, die das normale Leben diktiert. Der Professor: »Die Hausfrau, die Mutter merkt morgens zwar, jetzt wäre es soweit, doch dann fängt das Kind an zu schreien, und sie muß sich erst um das Kleine kümmern. Danach ist der Leibreiz schon wieder vorbei, und es geht nicht mehr.« Oder: Die berufstätige Frau muß die Straßenbahn erreichen, sieht auf die Uhr, doch zu einer »Sitzung« ist jetzt keine Zeit mehr. Der Manager muß ans Telefon – immer dann, wenn er auf die Toilette gehen möchte, klingelt das Telefon. Professor Melchers spricht auch von mutwilligem Verpassen: Manchen überfalle diese Regung beim Fernsehen an der spannendsten Stelle.
Und auch das passiert nicht selten: Manche Menschen verpassen eine Gelegenheit, weil das Örtchen – zum Beispiel auf Reisen – zu unappetitlich ist. Sie können und sie wür-

den auch gerne, aber wenn sie die betreffende Toilette sehen, wollen sie sich doch nicht niederlassen.
Es gibt aber auch seelische Blockaden: Manche können nicht bei anderen Menschen, bei denen sie auf Besuch sind, auf die Toilette gehen, weil sie glauben, die Tür sei zu geräuschdurchlässig. Auf die Dauer führt dieses Verhalten zu einer ernst zu nehmenden Obstipation, weil die ständige Mißachtung des Stuhldrangs zu einer Herabsetzung der rektalen Sensibilität führt.

Abführmittel-Mißbrauch. Die ständige Einnahme von weniger geeigneten Abführmitteln kann dazu führen, daß der Darm nicht mehr auf Körperreize reagiert. Die Ärzte sprechen dann von einem »inaktiven Kolon« oder einer »atonischen Obstipation«.

Veränderung des Lebensstils. Manche reagieren auf Veränderungen der Umgebung: Krankenhausaufenthalt, Reisen, neues berufliches Umfeld.

Zuwenig Flüssigkeit. »Wenn der Mensch zu den Speisen, also zwischendurch beim Essen, nichts tränke, würde er schwerfällig an Geist und Körper, und dadurch würde sich kein guter Blutstoff ergeben und auch keine gute Verdauung ...«, wußte schon Hildegard von Bingen. Während des Essens sollte immer ausreichend getrunken werden.

Bestimmte Krankheiten. Länger andauernde Verstopfung muß in jedem Fall vom Arzt behandelt werden, da sie auch das Symptom einer Krankheit sein kann. Zum Beispiel sollte der Verdacht auf einen Dickdarmtumor ausgeräumt werden. Zuckerkrankheit, Schilddrüsenstörungen können ebenfalls zur Obstipation führen.

Schwangerschaft. Vor allem in den ersten Monaten kann Darmträgheit drohen. Körperliche Bewegung und gesunde Ernährung können sie überwinden.

Behandlungsstrategien nach Hildegard von Bingen: Professor Dr. med. Stefan A. Müller-Lissner, Chefarzt der Abteilung für Innere Medizin an der Parkklinik in Berlin-Weißensee, erklärte auf dem schon erwähnten Symposium »Psyche und Verdauung« auf Malta zur Frage der Behandlungsstrategien bei Verstopfung: »Es ist auf alle Fälle angezeigt, als erstes einen Versuch mit einer hochdosierten Ballaststoffgabe zu machen. Wenn der Betroffene damit gut hinkommt und beschwerdefrei wird, dann sind keine weiteren Maßnahmen erforderlich.« Er gab damit die gleiche Empfehlung, die sich in den Schriften Hildegard von Bingens findet. Die Heilige empfiehlt Ballast-, sprich Faserstoffe, in erster Linie Dinkel.
In ihrer »Causae et Curae« begründet sie die Schmerzen, die ein an Verstopfung leidender Patient erdulden muß, in bildhafter, deutlicher Sprache: »Daß nämlich gewisse Speisen im Menschen sich verhärten, kommt von verschiedenen krankhaften Zustanden her, weil, wenn zuviel verkehrte Glut im Menschen steckt, diese die aufgenommene Nahrung durch und durch verbrennt oder, wenn zu große und verkehrte Kälte in ihm ist, die verzehrte Nahrung in ihm nicht zerteilt werden kann, sondern durch die Kälte in ihm zusammenbackt und gerinnt und so im Menschen verbleibt und dieser Schmerzen leidet.«

Von Hildegard verwendete Heilkräuter: Dinkel (Triticum spelta L.) wird bei der heiligen Hildegard von Bingen als das »beste Korn« bezeichnet, »macht seinem Esser rechtes Fleisch und rechtes Blut, frohen Sinn und freudig menschliches Denken«. Der Hildegard-Arzt Dr. Hertzka machte das Getreide, das wegen der etwas schwierigeren Ernte keine größere Verbreitung gefunden hat (aber in »Hildegard-Apotheken« und Reformhäusern leicht zu bekommen ist), zu einer der Säulen seiner Diät. Und er berichtet über Heilerfolge auch in schwierigen Fällen. Die Körner enthalten u. a. wertvolle Vitamine, Spurenelemente, Fette u. a. Ihre exakte Wirkung ist wissenschaftlich nicht ausreichend erforscht. Ein Kreis von Hildegard-Medizinern hat eine Dinkeldiät eingeführt. Es gibt Dinkelreis, Dinkelkuchen, Dinkelpalatschinken, Dinkelsuppen usw.
Viele Gesundheitsprobleme sollen allein mit einer Dinkelreis-Kur gelöst werden – etwa schwierigste Verdauungsprobleme. So heißt es zum Beispiel im »St. Hildegard-Kurier« (Nr. 22, 1983): »Von Dinkel kann man gar nicht genug erwarten. Wenn Dinkel nur gesundes Fleisch und gesundes Blut bildet und der Kranke eben nur Dinkel ißt, dann kann auch nur gesundes Fleisch und Blut werden. Dinkel spielt als bestes Grundnahrungsmittel auch in der Diät eine große Rolle. So ist die Dinkelkur die Grundlage für die Behandlung aller Magen- und Darmerkrankungen, der Nierenschonkost und aller Stoffwechselleiden.«
Solche Erklärungen werden von außerhalb des Hildegard-Bundes stehenden Medizinern mit Skepsis betrachtet, weil oft schwere, unheilbare Krankheitsbilder genannt werden, die ausschließlich mit der Hildegard-Diät geheilt worden sein sollen. Der Hildegard-Forscher und Arzt Dr. Gottfried

Hertzka schreibt zum Beispiel in seinem Buch »So heilt Gott«: »Ich habe mir immer vorgenommen, wenn ich jemals Krebs bekommen sollte, dann ziehe ich mich auf eine Almhütte zurück, setze mich ausschließlich auf Dinkelkost, und dann wollte ich sehen, wer der Stärkere ist.«
Die heilige Hildegard empfiehlt bei Verdauungsstörungen noch eine ganze Reihe weiterer Heilpflanzen: Salat der Bachbunge zum Beispiel, heiße Teeaufgüsse aus Beifuß, Beinwell, Benediktenkraut, Eisenkraut, Enzianwurzeln, Kerbel als Salatbeigabe und – auch heute noch für Kleinkinder beliebt – Teeaufguß aus Kümmel.
Nicht alle Rezepturen werden aus heutiger Sicht empfohlen. Die Bibernelle (Pimpinella saxifraga), die zu den geheimnisvollen Zauberpflanzen gehörte, ist eine davon. Sie wurde den Menschen der Sage nach von Feen oder ähnlichen überirdischen Wesen gegen Krankheiten empfohlen. Hildegard verwendete sie auch in Kombination mit anderen Pflanzen. Bibernellensaft wird mit Extrakten der Osterluzei sowie der Wolfsmilch und des Ingwers in kleine, aus Weizenmehl hergestellte Kuchen eingemischt und »in der Sonne oder im schon beinahe abgekühlten Backofen« getrocknet. Bei Verdauungsbeschwerden »bringt die Wärme der langen Osterluzei, die ziemlich stark und ziemlich scharf ist, durch die Kälte des Bibernells gemildert, die schlechten Säfte im Menschen in Bewegung ...«
Interessant ist die Osterluzei als abwehrstärkende Arznei. Sie enthält Aristolochiasäure, die die Körperabwehr gegen eindringende Bakterien zu aktivieren vermag. Die damit hergestellten Medikamente mußten wieder aus dem Verkehr gezogen werden, weil sich Aristolochiasäure im Tierversuch als krebserregend herausgestellt hat. Die heilige

Hildegard verwendete auch kleine Kuchen, aus Bibernelle, Kümmel, Pfeffer und Mehl gebacken, gegen Erbrechen. Heute bekannte Wirkstoffe der Bibernclle sind Cumarine, ätherische Öle, Gerbstoffe, Saponine und Bitterstoffe.

Medikamente, die heute zur Verfügung stehen: Jeder zweite bis dritte Mitbürger kommt ohne gelegentliche Anwendung von Verdauungshilfen nicht aus. Doch: Abführmittel ist nicht Abführmittel. Auf den Ort ihrer Wirkung kommt es an! Regen sie die Verdauung im oberen Bereich des Verdauungskanals – im Dünndarm – an, was z. B. beim berühmt-berüchtigten Rizinusöl oder dem Glaubersalz der Fall ist, drohen viele Nachteile. Entscheidend ist, daß die Mittel den Körper dort unterstützen, wo er in diesem Fall Hilfe benötigt: im Dickdarm.
Ein Blick in den Anatomie-Atlas beweist dies. Der Verdauungskanal des Menschen beginnt bekanntlich am Magenausgang mit dem bis zu vier Meter langen Dünndarm, der in Zwölffingerdarm (Duodenum), Leerdarm (Jejunum) sowie Krummdarm (Ileum) unterteilt ist und in vielen Darmschlingen gewunden in der Bauchhöhle liegt. Hier wird der aus dem Magen kommende Nahrungsbrei verdaut, die in ihm enthaltenen Nährstoffe werden über die Darmzotten und ein Lymphsystem in den Blutkreislauf gebracht. Nimmt man ein Abführmittel, das hier die »Passage« beschleunigt, hat der Körper keine Möglichkeit, ausreichend Vitamine, Spurenelemente und Mineralien dem Speisebrei zu entziehen. Auch Medikamente gehen nicht in ausreichender Menge in den Körper über.
Nach der Bauhinschen Klappe kommt der Dickdarm, der nur etwa eineinhalb Meter lang ist. Er besteht aus dem

Blinddarm und seinem Wurmfortsatz (Appendix) und dem Grimmdarm (Colon). In ihm wird der ausgewertete Nahrungsbrei eingedickt. Im anschließenden Mastdarm (Intestinum rectum) ist der Nahrungsbrei bereits zum Ausscheidungsprodukt umgewandelt.
Ein Teil der Patienten, nach Professor Dr. med. Stefan A. Müller-Lissner zehn bis zwanzig Prozent, kann mit Ballaststoffen nicht befriedigend behandelt werden. Sie brauchen also Abführmittel. Der Professor dazu: »Es gibt ein paar Kriterien, die man bedenken sollte, wenn man sich für ein bestimmtes Abführmittel entscheidet. Wenn man den Eindruck hat, daß der Patient vorwiegend Probleme hat, den Stuhlgang aus dem Enddarm loszuwerden, dann sollte man immer an eine lokale Gabe, also z. B. an Zäpfchen mit Glyzerin, Bisacodyl oder an kleine Klistiere, denken. Wenn man ein gut wirksames Präparat braucht, das sehr kräftig die Darmbewegung anregt, dann ist meines Erachtens das Natriumpicosulphat besonders geeignet, weil es sehr fein zu dosieren ist – es liegt nämlich in Tropfenform vor – und weil es aufgrund seiner pharmakologischen Eigenschaften den Dünndarm unverändert passiert und erst im Dickdarm durch die dort ansässigen Bakterien aktiviert wird.«

Durchfall kann gefährlich werden. Durchfall ist, wie Verstopfung, meist ein Symptom. Nicht selten sind die Ursachen die gleichen, die zu einer Verstopfung führen. Ein Arztbesuch wird auf jeden Fall für erforderlich gehalten, wenn er länger als einige Tage andauert, Blut, Schleim oder Eiter mit ausgeschieden werden, ebenso bei anhaltenden krampfartigen Schmerzen oder bei Fieber und Benommen-

heit. Der Arzt muß eine ernsthafte Erkrankung ausschließen. Außerdem muß eventuell schneller gehandelt werden als bei einer Verstopfung. In schweren Fällen können der Elektrolytverlust – Natrium, Kalium, Magnesium – und der Flüssigkeitsverlust zu einem Kreislaufkollaps führen.
Ein gesunder Erwachsener, der sich normal ernährt, scheidet rund 100 bis 300 Gramm Stuhl am Tag aus, ein Vegetarier erheblich mehr. Wird diese Menge stark überschritten, spricht der Arzt von Durchfall (Diarrhoe).
Bei der Anamnese, der Aufnahme der Krankengeschichte, wird er fragen, wann und unter welchen Umständen der Durchfall begonnen hat, wie lange er schon dauert und ob die Beschwerden mit starken Schmerzen verbunden sind. Die Zusammensetzung des Stuhls ist sehr wichtig: Enthält er Blut, Eiter, Schleim, ist er fettig? Gibt es Spuren von Parasiten?
Die Art des Durchfalls gibt dem Arzt wichtige Hinweise auf die Ursachen. Liegt eine Reaktion auf bestimmte Nahrungsmittel vor (etwa »Diät«- oder Kaugummi-Diarrhoe«)? Sind bakterielle Gifte oder Viren dafür verantwortlich, nicht absorbierbare Nahrungsmittelfette, Hormone, liegen Erkrankungen vor?

Behandlungsstrategien nach Hildegard von Bingen: Leichten Durchfall sah Hildegard von Bingen nicht negativ. Immerhin würden wahrscheinlich »giftige« Substanzen aus dem Körper entfernt. Wörtlich schreibt sie:

> Wenn die Säfte, sei es aus körperlicher Schwäche oder durch unreife und ungesunde Nahrungsmittel, erregt werden, so daß Wärme sich zur Kälte gesellt und Kälte

zur Wärme, Feuchtigkeit zur Trockenheit und Trockenheit zur Feuchtigkeit, dann treiben und drängen die Säfte manchmal die unverdaute Nahrung und die Getränke mit Gewalt heraus.

Wenn derartige ungesunde Speisen herausgetrieben werden, ist das dem Menschen gut für seine Gesundheit. Sind aber die Speisen gut, so ist es dem Menschen für seine körperliche Gesundheit abträglich, wenn sie ausgetrieben werden, weil dann die Gefäße von dem guten Saft solcher Speisen entleert werden.

Und wenn die schlechten Säfte im Menschen überhandnehmen, verursachen sie zuweilen einen nebelartigen Rauch in ihm, der weder warm noch kalt ist. Dieser verbreitet sich in die Eingeweide hinein, um den Magen herum und durch den ganzen Körper, bringt alle übrigen Seuchen, die im Menschen stecken, in Bewegung und gestattet nicht, daß seine Nahrung, die er aufnimmt, weder durch den richtigen und natürlichen Eingang in den Magen hineinkommt noch auch auf dem richtigen und natürlichen Wege austritt, sondern macht diesen wellenschlagend und stürmisch bewegt wie Pfützen und Gossen, verdünnt die zum Leben gehörige und natürliche Luft in ihm, und deshalb kann auch die Nahrung in ihm nicht bis zur richtigen und natürlichen Verdauung durchgekocht werden, woher sie auch halbgekocht und wie ein dünner Fluß aus ihm austritt.

Gegen schwere, lebensgefährliche Durchfälle war man zu ihrer Zeit machtlos. Heute können Ärzte helfen, deshalb sollte in diesen Fällen sofort ein Spezialist aufgesucht werden.

Bei leichten Durchfällen gilt sicher der schon einmal zitierte Satz: »Alles renkt sich meist von selbst wieder ein, indem er ein paar Tage in Ruhe gelassen wird oder nur leichte Kost zu verdauen hat.« Ein oder zwei Fasttage mit reichlich Flüssigkeit (Tees) gehören zu den Empfehlungen der Heiligen.

Von Hildegard verwendete Heilkräuter: Hildegardkräuter, die bei Durchfall helfen können, sind die Betonie, Brombeerblätter und Gundelrebe (in leichten Fällen).

Medikamente, die heute zur Verfügung stehen: Zur klassischen medizinischen Kohle als Behandlungsmittel der »Selbstmedikation« meinen die Fachautoren Annette Bopp und Gerd Glaeske in ihrem »Medikamentenführer für Frauen«: »Schadet nicht, hat aber auch keinen erwiesenen Nutzen.«
Als »wichtigste Behandlungsform« wird Elektrolytersatz angegeben. Loperamid wirkt, indem es den Darm ruhigstellt. »Wenn der Durchfall auf einen Infekt zurückzuführen ist, kann dies dazu führen, daß die Keime länger im Darm verbleiben und sich die Krankheit eher noch verschlimmert.« Bei derartigen Problemen in fremden Ländern wird der richtige Rat gegeben, einen örtlichen Arzt zu konsultieren.

Spannungs- und andere Kopfschmerzen

Drei von vier Deutschen, so eine aktuelle Untersuchung, leiden zumindest gelegentlich unter Kopfschmerzen. Über 90 Prozent davon entfallen auf zwei Kopfschmerzarten: Migräne und den weitaus häufigeren Spannungskopfschmerz. Die Behandlung von bestimmten Migräneformen gehört in die Hand des Arztes. Der Spannungskopfschmerz hingegen, häufig als Druck auf den Kopf oder »Schraubstockgefühl« wirksam, wird überwiegend mit rezeptfreien Schmerztabletten aus der Apotheke behandelt. Meist nur stunden- oder tageweise auftretend, kann man auch vom »Ein-Tages-Kopfschmerz« sprechen.
Interessanterweise kennt auch Hildegard von Bingen verschiedene Kopfschmerzarten. So spricht sie vom »Kopfweh durch Schwarzgalle«. Schwarzgalle ist eine Wortschöpfung der Heiligen. Hildegard-Forscher Dr. Gottfried Hertzka und Dr. Wighard Strehlow interpretieren in ihrem »Handbuch der Hildegard-Medizin«: »Die Hildegard-Medizin beruht auf der Vorstellung, daß alle innermenschlichen Vorgänge auf biochemische Abläufe und Stoffe zurückzuführen sind. Was traurig macht und bei jeder schweren Krankheit eine Rolle spielt, nennt sie den Melanchestoff [den Gallenfarbstoff], der durch den Sündenfall im Menschen [casus hominis] aus einer Urgalle entstanden ist. Der kristallklare Gallenstein bei Adam zerfiel bei der Erbsünde in den schwarzen Gallenfarbstoff, die eigentliche Melanche, und in die Gallensäure, die chemisch mit dem Sterangerüst, dem Cholesterin und den Sexualhormonen verwandt ist. Diese Melanche findet sich im Blut, beim Kranken mehr, beim Gesunden weniger.«

Dr. Hertzka bezeichnet »Melanche« auch als »Depressivstoff« und ist der Meinung, daß falsche Lebensformen, zum Beispiel »ein unästhetisch heruntergeschlungenes Mittagessen (fast food), diesen Depressivstoff vermehren«.
Aber zurück zu Hildegard von Bingen und ihrem Werk »Ursachen und Behandlung der Krankheiten«:

> Wenn die Schwarzgalle, von den mancherlei Fiebern berührt, das Gehirn des Menschen Schmerzen macht, soll er Malve nehmen und zweimal soviel Salbei, in einem Mörser zu einem Mus zerstoßen und dieses mit etwas Olivenöl besprengen oder, wenn er kein Öl hat, mit etwas Essig und dies von der Stirn über den Wirbel bis zum Hinterkopf hin auflegen und es gleichzeitig mit einem Tuch umwinden. Dies soll er drei Tage lang tun. Während dieser drei Tage soll er für die Nacht das Olivenöl oder den Essig erneuern und in dieser Weise fortfahren, bis er sich besser befindet. Denn der Malvensaft löst die Schwarzgalle auf, der Salbeisaft aber trocknet sie ein, das Olivenöl salbt den so geplagten Kopf, der Essig aber zieht die Schärfe der Schwarzgalle aus. Daher lindern die untereinander gemischten Mittel diesen Kopfschmerz.

Hildegard von Bingen beschreibt auch detailliert den »halbseitigen Kopfschmerz«:

> Auch der halbseitige Kopfschmerz kommt von der Schwarzgalle und allen den schlechten Säften her, die im Menschen sind. Er befällt nur die Hälfte des Kopfes, nicht den ganzen, so daß er bald die rechte, bald die linke Kopfhälfte einnimmt. Sind nämlich die Säfte im Über-

maß vorhanden, so ergreift er die rechte, hat aber die Schwarzgalle über Gebühr zugenommen, die linke Kopfhälfte. Der halbseitige Kopfschmerz hat nämlich solche Kraft in sich, daß der Mensch es nicht aushalten könnte, wenn er den ganzen Kopf auf einmal befallen würde. Er läßt sich nur schwer vertreiben, weil, was innerlich die Schwarzgalle im Zaume hält, die schlechten Säfte inzwischen aufregt, und was die schlechten Säfte zur Ruhe bringt, die Schwarzgalle indessen zunehmen läßt und so die Behandlung erschwert, weil die Schwarzgalle und die schlechten Säfte nur schwer gleichzeitig beruhigt werden.

Die heutigen Mediziner sehen die Ursachen des Kopfschmerzes sachlicher. Als Auslöser kommt verschiedenes in Betracht: Streß und Schlaflosigkeit genauso wie seelische Belastungen, Sonnenlicht oder ungünstige Sitzposition bei der Arbeit. Diese Art von Kopfschmerz setzt nicht selten einen fatalen Kreislauf in Gang, der die Schmerzschraube zunehmend anzieht: Die Schmerzen führen zu Muskelverspannung an Nacken oder Rücken, die wiederum den Schmerz verstärken, der zu weiteren Verspannungen führt. Bei jährlich sechs- bis achtmal an einem bis drei aufeinanderfolgenden Tagen auftretenden Attacken können diese »gelegentlichen« Schmerzen vom Patienten selbst behandelt werden. Treten sie hingegen häufiger auf und dauern länger an, liegt der Verdacht nahe, daß sich der Übergang von gelegentlichen zum chronischen Leiden ankündigt und der Arzt aufgesucht werden sollte.
Dieser verordnet meist ein Schmerzmittel, überwiegend ein auf einem einzigen Wirkstoff basierendes Monopräpa-

rat. Nur so kann er bei ungeklärter Ursache feststellen, auf welche Substanz die Behandlung anspricht.
Wer hingegen selbst zur Schmerztablette greift, sollte überlegen, ob er nicht mit einem Hildegardkraut – hier die Pfefferminze beziehungsweise ihr Inhaltsstoff – nicht auch gut bedient ist (lesen Sie dazu nach im »Heilkräuterschatz« Hildegard von Bingens, Pfefferminze, S. 200ff.).
Wer aber zu einer Tablette greift, kann entscheiden, ob er sich für ein Monopräparat oder ein aus mehreren Wirkstoffen bestehendes Kombipräparat entscheidet. In Veröffentlichungen wird gelegentlich erklärt, solche »Kombis« seien wegen ihrer Zusammensetzung aus mehreren Substanzen nicht unbedenklich und könnten zu Nebenwirkungen führen. In Wahrheit trifft – sagen die Verfechter der Kombipräparate – jedoch genau das Gegenteil zu. Wohl sind grundsätzlich alle Schmerzmittel ungesund. Kein Schmerzmittel darf deshalb über längere Zeit in hoher Dosierung eingenommen werden. Doch Kombinationspräparate wirken schneller und effektiver, ersparen somit den Griff zur zweiten Tablette und mindern damit die Gefahr einer Überdosierung.

Schlaganfall wäre oft zu verhindern

Der Schlaganfall ist nach dem Herzinfarkt und Krebs die dritthäufigste Todesursache. 350 000 Menschen sind jährlich in Deutschland davon betroffen. Jeder zehnte Deutsche über 50 Jahre stirbt daran. Ein Drittel der Überlebenden dieses schwerwiegendsten Krankheitsgeschehens, das einen Menschen treffen kann, wird zum Pflegefall – es ist ein

wesentlich größeres medizinisches Problem geworden als zu Zeiten Hildegards von Bingen.
Wochen, oft auch Monate vor diesem schwerwiegenden Ereignis gibt der Körper Warnsignale: sekunden- oder minutenlanges Erblinden auf einem Auge, Sehen von Doppelbildern, pelziges Gefühl auf der Zunge usw. Jeder zweite Schlaganfall könnte verhindert werden, wenn man die Warnzeichen ernst nehmen und sofort den Arzt aufsuchen würde.
Ein sogenannter kompletter Schlaganfall kann sich abhängig vom Schweregrad sehr unterschiedlich darstellen: Es gibt sehr leichte Formen, die vom Betroffenen kaum bemerkt oder vor der Umgebung geheimgehalten werden können. Von Woodrow Wilson ist zum Beispiel bekannt, daß er wahrscheinlich schon vor seiner Wahl zum US-Präsidenten im Jahr 1896 einen ersten Schlaganfall erlitten hatte. Weitere erfolgten 1904, 1906 und 1919. Mit Hilfe seiner Frau wurden die Folgen (Lähmungserscheinungen) so verborgen, daß er bis zum 4. März 1921 im Amt bleiben konnte und sein tatsächlicher Zustand der Öffentlichkeit unbekannt blieb.
In den meisten Fällen sind die Folgen dramatischer. *»Das ist, wie wenn eine Granate in das zentrale Informations-Zentrum des Körpers einschlägt«,* beschrieb der deutsche Neurologe Professor Dr. med. G. Sitzer einmal die Folgen dieses Ereignisses. Für den Patienten macht sich dies durch Lähmungen, Seh- und Sprachstörungen, Schwindel, Kopfschmerzen und/oder Bewußtseinsstörungen bemerkbar.
Schlaganfall entsteht entweder durch eine Thrombose, einen Blutpfropfen, der eine Arterie verschließt (85 Prozent aller Fälle), oder durch das Platzen eines Blutgefäßes (15 Prozent). Die Folgen sind schwerwiegend. Professor Sitzer:

»Wenn das Gehirn sieben Sekunden ohne Blutversorgung bleibt, tritt bereits Bewußtlosigkeit ein, ab 17 Sekunden sterben Gehirnzellen ab, ab sieben Minuten bleibt jeder Wiederbelebungsversuch erfolglos.« 40 Prozent des Schlaganfallrisikos würden wegfallen, würde erhöhter Blutdruck konsequent behandelt. Andere Risikofaktoren sind Rauchen, Alkohol, Übergewicht, Herzkrankheiten, hohe Blutfettwerte.

Behandlungsstrategien nach Hildegard von Bingen: In ihren Schriften sind nicht alle Krankheiten so bezeichnet, daß sie heute voll identifiziert werden können. Die berühmte »Baseler Nomina anatomica«, die allgemeingültige Sprachregelung für die Ärzte, wurde ja erst 1895 beschlossen.

Die wichtigste heute gültige Empfehlung bezieht sich auch hier auf den Lebensstil: Ohne die oben erwähnten Risikofaktoren würden die meisten Schlaganfall-Ereignisse nicht passieren.

In den Schriften Hildegards von Bingen finden sich nicht weniger als sechs Dutzend Mittel oder Anwendungen gegen Krankheitsbilder, die dem Schlaganfall ähneln. Am spannendsten ist ihre Empfehlung, die ostasiatische Heilpflanze Galgant einzusetzen. Hildegard tat dies als einzige. Alle übrigen europäischen und asiatischen Kräuterbücher (Galgant kommt aus China) preisen die Pflanze lediglich als Magenmittel oder potenzförderndes Präparat. In Deutschland wurde inzwischen im Laborversuch gezeigt, daß das in Galgant und einigen anderen Zingiberaceen-Drogen enthaltene ätherische Öl die Verklumpung jener Blutplättchen verhindern kann, die bei Schlaganfall und auch Herzinfarkt an einer geschädigten Gefäßwand ein Blutgerinnsel, einen Thrombus, bilden und so Blutgefäße verschließen können. Apotheken, die sich auf die Hildegard-Medizin spezialisiert haben, bieten Galgant-Tabletten an oder vermischen das Arzneimittel mit Honig (Anteil 15, 20 oder 30 Prozent). Das scharf schmeckende Präparat ist dann leichter zu nehmen. Auch wird die Wurzel wie zu Zeiten der Äbtissin Hildegard in Wein gekocht (lesen Sie mehr dazu auf S. 189ff.).

Heute stehen Betroffenen wirkungsvolle Medikamente und Therapien zur Verfügung: Mit Ultraschall und Computertomographie können die Ursache und das Ausmaß des Schlaganfalls abgeklärt, oft auch die Prognose gestellt werden. Nur an Schlaganfall-Zentren und wenigen deutschen Kliniken ist es bisher möglich, Mikrokatheter in die kleinsten Verzweigungen der Hirnblutgefäße bis zu dem Blutgerinnsel zu schieben, das den Schlaganfall auslöste. Dann kann eine gerinnselauflösende Substanz gespritzt und die Hirnfunktion wiederhergestellt werden.

Bluthochdruck: ein vermeidbares Risiko

Jeder vierte Bundesbürger ist betroffen. 80 Prozent aller Fälle bleiben, da nicht erkannt, unbehandelt. Die Hochdruckfolgekrankheiten sind schwerwiegend. Wenn der Arzt keine Therapie einleitet, sterben 43 Prozent aller Bluthochdruck-Patienten irgendwann an einer Herzinsuffizienz, 36 Prozent an Problemen mit den Herzkranzgefäßen, 14 Prozent an zerebralen Komplikationen und sechs Prozent an Nierenversagen.

Arten des Bluthochdrucks

Werte

- zwischen 140 und 160 mmHg (systolisch) sowie 90 und 95 mmHg (diastolisch) werden Grenzwerthypertonie,
- über 160 mmHg (systolisch) sowie über 95 mmHg (diastolisch) Hypertonie (Bluthochdruckkrankheit),
- über 160 mmHg (systolisch) sowie 115 mmHg (diastolisch) schwere Hypertonie genannt.
- Außerdem gibt es die labile Hypertonie (bei der ein Patient nicht immer unter Bluthochdruck leidet) und die hypertensive Krise. Hierbei steigen die Werte auf über 100/120 mmHg an.

Die Diagnose: Meßgeräte sind heute soweit automatisiert, daß sie nicht nur das medizinische Personal in der Arztpraxis, sondern auch jeder Laie zu Hause bedienen kann. Entscheidend sind zwei Werte. Der erste Wert wird beim Anstieg der Pulswelle während der Phase, in der sich das Herz zusammenzieht (genannt auch Systole), gemessen und heißt »systolischer Wert«. Er erhöht sich bei Anstrengungen und sollte im Ruhezustand zwischen 100 und 140 mmHg liegen.

Der zweite, der sogenannte diastolische Wert, stellt den Druck in der Arterie dar, wenn sich das Herz entspannt (diese Phase wird auch Diastole des Herzens genannt). Er sollte zwischen 60 und 90 mmHg liegen.

Gemessen wird der Blutdruck in Millimeter Quecksilbersäule (»mmHg«).

Verwendet wird manchmal auch die Druckeinheit Kilopascal (kPa). Bei der Umrechnung in Kilopascal wird die Angabe von mmHg mit 0,133 multipliziert.

Ursachen: Über 90 Prozent aller Bluthochdruckkranken leiden an sogenannter essentieller Hypertonie, wobei das Wort »essentiell« für »unbekannte Ursache« steht. In 70 Prozent aller Fälle hatten Vorfahren ebenfalls unter Bluthochdruck gelitten. Rauchen, Übergewicht, Streß, Zuckerkrankheit, Fettstoffwechselstörungen und reichlicher Salzkonsum gelten als Risikofaktoren.
Dann gibt es den sogenannten symptomatischen Bluthochdruck. Hier wird das Leiden durch eine Grundkrankheit (oft z. B. Nierenerkrankungen) verursacht.

Stufen des Bluthochdrucks nach der Weltgesundheitsorganisation (WHO): Unbehandelt kann Bluthochdruck zu schwersten Krankheiten führen. Die Weltgesundheitsorganisation hat Hypertonie in drei Stadien eingeteilt:

1. Bluthochdruck ohne Organveränderungen
2. Bluthochdruck mit Linksherzhypertrophie und bluthochdrucktypischen Gefäßveränderungen
3. Bluthochdruck mit hypertonen Organschäden an Herz, Gehirn und Auge

Behandlungsstrategien nach Hildegard von Bingen: Wesentlich ist wiederum eine Korrektur des Lebensstils. In manchen, nicht zu schweren Fällen normalisiert sich der Blutdruck allein durch die Beseitigung des Übergewichts (mit Einschränkung des tierischen Fettgenusses). Genußmittel, die den Kreislauf belasten, müssen aufgegeben (Alkohol – verursacht 30 Prozent aller Bluthochdruckerkrankungen – sowie Nikotin), die Kochsalzzufuhr muß reduziert werden. Gesundheitsfördernd ist körperliches Training.

Von Hildegard verwendete Heilkräuter: Brennesseltee (Brennesselblätter – Urticae folium – bietet der Handel getrocknet oder pulverisiert, oft auch im praktischen Teebeutel an) senkt den Blutdruck. Die individuell unterschiedliche Dosis ist in diesem Fall jedoch schwierig zu erreichen, wie mit modernen Medikamenten auch. Aus diesem Grund sollte das Heilkraut zur Blutdrucksenkung nicht ohne den Rat Ihres Arztes angewandt werden (lesen Sie mehr dazu auf S. 184ff.).

Medikamente, die heute zur Verfügung stehen: Die Pharmazie bietet eine Reihe wirkungsvoller Medikamente zur Behandlung des Bluthochdrucks an. Bei leichter Hypertonie reicht vielleicht ein sogenannter Beta-Blocker. Bei mittelschwerer oder schwerer Hypertonie kann das Präparat mit anderen Arzneimitteln kombiniert werden. Bluthochdruck kann mit den verschiedensten Begleitkrankheiten – von Herzinsuffizenz über Diabetes mellitus, Impotenz, Niereninsuffizienz bis hin zur Osteoporose – auftreten. Was in einem Fall hilft, muß im anderen vermieden werden oder ist gar »kontraindiziert«, wie Mediziner diskret »völlig falsch« umschreiben.

Wenn der Schlaf nicht kommen will

Viele kennen die Situation: Die ferne Kirchturmuhr schlägt zweimal, dreimal. Aus der Nachbarwohnung ist noch Musik zu hören. Der Lärm, den »Spätheimkehrer« machen, ärgert – jeder dritte hat, so ergaben Umfragen, schon ähnlich quälend seine Nacht verbracht. Und wenn sich endlich

der ersehnte Schlaf eingestellt hat, klingelt der Wecker ...
Mediziner unterscheiden sogenannte Einschlafstörungen (wenn man länger als 45 Minuten benötigt, um »einzuschlummern«) und Durchschlafstörungen.
Die Diagnose: Wenn der Schlaf dauerhaft nicht kommen will, sollten Sie in jedem Fall zum Arzt gehen. In glücklicherweise weniger häufigen Fällen könnten sich organische, nicht behandelte körperliche Störungen hinter diesem Symptom verstecken (etwa Bluthochdruck, Herzbeschwerden, Bronchialasthma). Manchmal sind auch psychische bzw. Umweltprobleme die Ursache.
Nicht selten ist die Ursache auch ganz einfach: z. B. ein voller Magen nach einem späten Essen, der auf das Herz drückt, oder auch der »Schlummertrunk«, der das Herz irritiert. Es kann ebenso sein, daß die unbewußte Beschäftigung mit freudigen oder weniger freudigen Ereignissen nicht einschlafen läßt.
Behandlungsstrategien nach Hildegard von Bingen: Schlaftabletten – darüber sind sich die Mediziner einig – sind für bestimmte schwere Fälle zwar nicht unentbehrlich, sie sollen aber lediglich einen »letzten Rettungsanker« darstellen. Auf die Dauer helfen kann nur die Beseitigung der Ursachen der Schlafstörungen, wobei Hildegardkräuter die Therapie unterstützen.
Schlaftabletten haben entscheidende Nachteile. Zum einen läßt ihre Wirkung schon im Verlauf weniger Wochen nach; die Dosis müßte immer erhöht werden. Außerdem werden die Inhaltsstoffe mancher Präparate nur sehr langsam abgebaut. Es gibt den sogenannten Hang-over-Effekt, der auch am nächsten Tag die Leistungsfähigkeit beeinträchtigt. Und in modernsten Schlaflabors, die es an ver-

schiedenen Universitätskliniken gibt, wurde festgestellt, daß die chemischen Einschlafhilfen die »Tiefschlafphase«, die für die Erholung des Körpers wichtigste Schlafphase, verändern.

Von Hildegard empfohlenes Heilkraut: Hildegard empfiehlt als Einschlafhilfe neben anderem Teeaufgüsse aus Hopfenblüten. Empfohlen werden zwei bis drei Tassen täglich sowie eine weitere unmittelbar vor dem Schlafengehen. Getrocknete Hopfenblüten liefern Apotheken und Kräuterhandlungen. Ein bis zwei Teelöffel der getrockneten Hopfenzapfen mit rund 150 Milliliter heißem Wasser übergießen, zehn bis fünfzehn Minuten ziehen lassen und dann abseihen. Hildegards Indikation ist auch in der Monographie des ehemaligen Bundesgesundheitsamtes für Hopfenzapfen aus dem Jahr 1984 enthalten: »Befindensstörungen wie Unruhe und Angstzustände, Schlafstörungen«.

Seit es Elektroenzephalographen gibt, mit denen die Hirnströme gemessen werden können, sind die Ärzte in der Lage, alle Schlafphasen zu erforschen. In den erwähnten »Schlaflabors« bekommen Testpersonen – oder auch unter Schlaflosigkeit leidende Patienten – auf die Kopfhaut Elektroden aufgeklebt. Sie messen die im Bereich zwischen zehn und hundert Mikrovolt liegenden Hirnströme im Wach- und Schlafzustand. Nach den Ergebnissen unterscheiden die Mediziner zwei verschiedene Schlafarten:

- den langsamen Schlaf, bei dem langsamere »Delta«-Gehirnstromwellen gemessen werden, und
- den schnellen Schlaf, der durch »betaartige« Gehirnströme gekennzeichnet ist. In der Fachsprache gibt es dafür auch die Bezeichnung »REM-Schlaf«. REM ist die Ab-

kürzung für »rapid eye movements« (schnelle Augenbewegungen). Diese Erscheinung tritt auf, wenn der Schläfer Träume erlebt (deshalb auch die Bezeichnung »Traumstadium«).

Erwachsene verbringen gut drei Viertel der Nacht in der »langsamen« Phase, die auch mit NREM-Schlaf abgekürzt wird (non rapid eye movements). Vier- bis fünfmal wird sie durch die »schnelle« Phase unterbrochen.
Im Schlaflabor läßt sich aber die wichtige erste Phase noch in fünf verschiedene »Schlafstadien« unterteilen.

1. Schläfrigkeitsstadium: Hier werden vom EEG acht bis zwölf sogenannte Alpha-Wellen im Gehirn pro Sekunde nachgewiesen (im Gegensatz zu den »Beta-Wellen« des Wachzustandes).
2. Leichter Schlaf: Das EEG zeigt noch niedrigere Zacken an. Der Schläfer ist leicht aufzuwecken.
3. Mittlerer Schlaf: Jetzt sind auf dem Elektroenzephalogramm die Wellen zu sehen, die mit dem griechischen Buchstaben Delta bezeichnet werden. Atmung und Herzschlag verlangsamen sich, Körpertemperatur und Blutdruck sinken geringfügig.
4. Tiefschlaf: Noch mehr hohe, langsame »Delta«-Wellen zeigen sich, der Mensch befindet sich im Tiefschlaf.
5. Traumstadium: Hier registrieren die Meßgeräte Veränderungen. Auf dem Elektroenzephalogramm wechseln die langen, hohen »Delta-Wellen« in kleinere, heftigere betaartige Frequenzwellen über. Die starken Augenbewegungen in diesem Stadium geben der Phase diesen Namen.

Für die Erholungsphase scheint der »Delta-Schlaf« am wichtigsten zu sein. Wissenschaftler haben nachgewiesen, daß diese Phase bei »Kurzschläfern«, die mit sechs Stunden Schlaf auskommen, und bei »Langschläfern«, die es acht bis elf Stunden in den Betten aushalten, gleich lang ist. Diese wichtige Phase, das wurde im Schlaflabor nachgewiesen, wird – wie erwähnt – durch die Einnahme von Schlaftabletten verändert. Bei der »Hildegard-Heilpflanze« Hopfen ist dies nicht der Fall.

Die Frau als Lebenspenderin: Empfängnis, normale Schwangerschaft und Geburt

»Denn jetzt gleicht das Weib der vom Pfluge durchfurchten Erde, empfängt den männlichen Samen, umhüllt ihn mit seinem Blut und erwärmt ihn mit seiner eigenen Wärme. So entwickelt sich der Samen weiter, bis der Lebenshauch in ihn gesandt wird und die Reifezeit gekommen ist, wo er hervortreten soll ...« So blumig schildert Hildegard von Bingen die Rolle der Frau als Lebenspenderin.

»Dies geschieht ohne Wissen der Frau«, heißt es bei der Heiligen weiter. Die werdenden Mütter unserer Tage sind in einer glücklicheren Lage: Mit Schwangerschaftstests können Frauen, die sich Babys wünschen – oder auch nicht –, sich sehr schnell Gewißheit verschaffen. Bereits drei Wochen nach der Befruchtung, also sechs bis acht Tage nach dem Ausbleiben der darauffolgenden Periode, kann mit Hilfe von Reagenzien, die jede Apotheke zum Preis von zwanzig bis dreißig Mark verkauft, durch die immunologische Schwangerschaftsreaktion eine Empfängnis nachgewiesen werden. Entsprechend den Gebrauchsanweisungen wird eine geringe Menge des Morgenurins mit der Testsubstanz vermischt, die auf das Schwangerschaftshormon Choriongonadotropin reagiert. Wenn sich am Boden des Reagenzglases nach zwei, drei Stunden ein scharf begrenzter dunkler Ring bildet, ist die Schwangerschaft eingetreten. Diese Methode hat sich so erfolgreich durchgesetzt, daß andere Techniken keine Rolle mehr spielen.

Die Schwangerschaft: Das passiert in Ihrem Körper

Wenn der oben beschriebene Test positiv ausgeht, hat sich Ihr Körper bereits auf die neue Situation eingestellt. Drei Wochen zuvor waren eine Eizelle und eine Samenzelle zusammengetroffen. Das befruchtete Ei wanderte bereits in die Gebärmutterhöhle und nistete sich in der – wie wir wissen, genau vorbereiteten – Schleimhaut ein. Noch bevor die Mutter von der Schwangerschaft etwas ahnte, begann sich bereits die Plazenta auszubilden. Bis zur achten Woche entstehen bereits die Anlagen für die Augen, die Ohren, den Mund und die Nase. Das Herz schlägt schon in der sechsten Schwangerschaftswoche.

»Unsichere Schwangerschaftszeichen«: In dieser Zeit kann sich die Brust der werdenden Mutter vergrößern, diese hat schon »Gelüste« auf ungewöhnliche Speisen, leidet vielleicht unter morgendlicher Übelkeit und unter Stimmungsschwankungen. Die Ärzte nennen dies »unsichere Schwangerschaftszeichen«, weil sie durchaus auch andere Gründe haben können. Ein »sicheres Zeichen« ist nur das Ergebnis des oben beschriebenen Schwangerschaftstests.

Wenn Sie berufstätig sind, muß Ihr Chef sofort von der Schwangerschaft erfahren, weil Sie ab sofort viele Sonderrechte genießen. Ihnen darf bis vier Monate nach der Entbindung nicht mehr gekündigt werden (Ausnahmen bestehen lediglich bei Hausgehilfinnen und Tagesmädchen). Der Betrieb muß Ihnen schwere körperliche Tätigkeiten sowie Arbeiten mit dem Risiko einer Berufskrankheit, Staub, Strahlen, Dämpfe, Hitze, Kälte, Nässe, Erschütterungen, ständiges Stehen sowie Akkord- und Fließbandarbeit ersparen. Sehr wichtig sind regelmäßige Vorsorgeuntersuchungen, die von der Kasse bezahlt werden.

Das Kind in Ihrem Leib entwickelt sich weiter

Von der neunten Woche an formen sich schon die Knochen. Leber und Milz entstehen, das Geschlechtsteil bildet sich aus. »Die Gestalt liegt in der Mitte, wie ein Mensch den nächsten Mensch im Wohngemach seines Hauses«, schreibt Hildegard von Bingen über den von Eihäuten umgebenden Embryo. »In ihm hat sie die Wärme und wird in ihm zur weiteren Unterstützung bis zur Geburt durch das schwarze Blut der Leber der Frau ernährt. Das Kind liegt so lange in seiner Hülle eingeschlossen, bis sein Bewußtsein in ihm voll entwickelt hervorbrechen will.«
Zwischen der 13. und der 16. Woche wächst das Kind sehr schnell. Es ist am Ende dieser Periode schon 18 Zentimeter lang und etwa 200 Gramm schwer. Gegen Ende der 20. Woche ist die Hälfte der Schwangerschaft überstanden. Das Baby ist dann 25 Zentimeter lang und bis zu 400 Gramm schwer. Es hört bereits. Die Mutter spürt die ersten Kindsbewegungen als sanftes Pochen an die Bauchwand. Nach einem weiteren Monat trainiert das Baby bereits kräftig seine Muskeln. Gegen Ende der 24. Woche kann das Kind seine Augen öffnen und schließen. Es wiegt an die 1000 Gramm, ist 30 Zentimeter groß und hätte bei einer Frühgeburt schon eine minimale Überlebenschance. Bis zur 28. Woche vollenden sich die Sinnesorgane des werdenden Kindes.

Die Mutter fängt an »das Bäuchlein zu spüren«. Die wachsende Gebärmutter, die Magen, Nieren, Leber und Milz zur Seite drängt, ist drei Fingcrbreit unter dem Nabel zu tasten. Die folgenden Wochen werden für die Frau immer beschwerlicher. Der Bauch rundet sich bis zur 32. Woche weiter. Kreuzschmerzen und Sodbrennen können sich einstellen. Das Baby wächst und wächst und wird kräftiger.
Während der letzten vier bis acht Wochen hat das Kind nur eine einzige Aufgabe: Es muß noch stärker werden, um den Lebenskampf nach der Geburt bestehen zu können. Die Mutter spürt dies an zunehmenden Kindsbewegungen. Das Baby schläft auch – allerdings nicht immer zur gleichen Zeit wie die Mutter, die sich besonders schonen muß. Sechs Wochen vor der Entbindung brauchen Sie keinesfalls mehr arbeiten. Sie erhalten jetzt »Mutterschaftsgeld«.

Die Geburt

»Wenn die Geburt bevorsteht, zerreißt die Hülle, in der das Kind emgeschlossen ist, und die ewige Macht, die Eva aus der Seite Adams entnommen hat, ist sofort da und bringt alle Winkel seiner Behausung im weiblichen Körper von ihrer Stelle. Alle Verbindungen im weiblichen Körper kommen diesem starken Eingriff entgegen, unterziehen sich ihm und öffnen sich. Während das Kind austritt, verhalten sie sich dauernd so, und danach schließen sie sich wieder, wie sie vorher waren. Des Kindes Seele aber spürt, während das Kind austritt, die ewige Macht, die sie gesandt hat, und freut sich darüber ...«, erklärt Hildegard von Bingen das dramatische Ereignis.

Kinder kamen zu Lebzeiten der Heiligen in der Regel in ihrer häuslichen Umgebung zur Welt. Heute hat sich in den Monaten der Schwangerschaft die werdende Mutter zusammen mit ihrem Frauenarzt bereits entschieden, wo und wie sie entbindet: in einem großen Krankenhaus, in einer kleinen Klinik (mit oder ohne »Rooming-in«), zu Hause oder, wie heute in einigen Städten möglich, »ambulant« – die werdende Mutter geht nur für ein paar Stunden zur Entbindung in die Klinik und darf dann, wenn alles gutgegangen ist, wieder heim. Auch die Methode ist bereits entschieden: mit oder ohne Schmerzbetäubung, eine übliche oder eine »sanfte Geburt«.
Irgendwann um den vom Arzt errechneten Termin wird die werdende Mutter spüren, daß die Gebärmutter plötzlich für Sekunden härter wird. Diese Kontraktionen kommen anfangs in Zeitabständen von einer halben Stunde. Werden sie kürzer, dann ist es soweit: Die Entbindungsklinik wird angerufen. 95 Prozent aller Geburten laufen glücklicherweise ohne irgendwelche Zwischenfälle ab. Wenn die Wehen über einen längeren Zeitraum als 30 Minuten in Abständen von zehn Minuten kommen und der Gynäkologe feststellt, daß sich der »äußere Muttermund« schon so weit geöffnet hat, daß er für einen Finger (bei Erstgebärenden) beziehungsweise zwei Finger (bei Frauen, die schon einmal geboren haben) durchgängig ist, dann steht die Entbindung unmittelbar bevor. Sie befinden sich bereits in der sogenannten Eröffnungsphase, die bis zur vollständigen Öffnung des Muttermundes dauert und sich einige Stunden – in seltenen Fällen bis zu sechs Stunden hinziehen kann. Der Arzt kann die Zeit durch einen sogenannten Wehentropf verkürzen. Mit ihm wird ein Medikament verabreicht, das das wehenfördernde

Hormon Oxytocin enthält. Wenn der Geburtskanal völlig offen ist, beginnt der zweite Teil, die »Austreibungsphase«. Sie soll möglichst kurz sein, damit das Baby nicht durch Sauerstoffarmut geschädigt wird. Die Mutter unterstützt die Wehen jetzt durch kräftiges Pressen, so wie es in der Schwangerschaftsgymnastik geübt wurde. Kurz bevor der Kopf des Babys durchtritt, wird nicht mehr gepreßt, die Wehe wird »veratmet«, was durch das während der Schwangerschaftsgymnastik geübte »Hecheln« zu erreichen ist. In dieser Phase setzen die meisten Ärzte heute einen sogenannten Dammschnitt (Episiotomie), der die Geburtsöffnung um einige Zentimeter erweitert, um einen unangenehmen Dammriß zu verhindern.

Der große Augenblick ist da. Augenblicke später hört die junge Mutter den ersten Schrei ihres Kindes. Bis die Nachgeburtsperiode in etwa zwanzig Minuten eintritt, wird das Neugeborene einem ersten Test nach Apgar unterzogen. Es bekommt für die Farbe der Haut, die Spannung der Muskeln und die Reaktionen die ersten »Noten« seines Lebens.

Die Kaiserschnittgeburt. Hildegard von Bingen schreibt auch von Geburtskomplikationen.

> Hat ein schwangeres Weib in der Geburt viel auszuhalten, dann soll man behutsam und mit großer Vorsicht zarte Kräuter, das heißt Fenchel und Gundelrebe, in Wasser kochen und, nachdem das Wasser ausgepreßt ist, warm, wie sie sind, auf die Schenkel und den Rücken auflegen und durch ein darüber gedecktes Tuch leicht befestigen, damit der Schmerz gelindert und ihre ver-

schlossenen Geburtswege um so gelinder und leichter geöffnet werden. Denn die schlechten und kalten Säfte, die in der Frau sind, ziehen sie während der Schwangerschaft zuweilen zusammen und verschließen sie. Wenn aber die milde Wärme des Fenchels und die gelinde Wärme der Gundelrebe durch die zarte Eigenschaft des Wassers auf dem Feuer angeregt und so auf ihre Schenkel und den Rücken aufgelegt werden – weil sie dort mehr wie an anderen Körperstellen durch die Zusammenschnürung auszuhalten hat –, regen sie diese Körperteile zur Öffnung an.

Diese einfach klingenden Empfehlungen machen durchaus Sinn. »Pflanzliche Wickel läßt sie im Kreuz und an den Oberschenkel gelten, welche den Headschen Zonen des unteren Uterinsegmentes entsprechen und noch heute mit Wärme behandelt werden«, kommentiert Lys Dorin Ritzmann Schilt diese Textstelle in ihrem Werk »Hildegard von Bingen: Pflanzliche Heilmittel mit gynäkologisch-geburtshilflicher Indikation«.

Doch nicht immer half die Naturmedizin. Oft ging die Geburt tragisch aus, endete mit dem Tod der Mutter und oft auch des Kindes. Heute kann die moderne Medizin in vielen Fällen helfen. Rund zehn Prozent aller Babys werden bei uns durch einen sogenannten Kaiserschnitt geboren. Bei engem Becken, schwieriger Kindslage oder anderen Komplikationen kann sich der Arzt von Anfang an dafür entscheiden. Es kann aber auch sein, daß während einer normal begonnenen Geburt plötzlich Gefahren auftreten, die einen operativen Eingriff notwendig machen. Der Arzt durchtrennt dabei die Bauchdecke und den Uterus mit einem etwa fünfzehn Zentimeter langen Querschnitt direkt oberhalb der Schamgrenze und nimmt das Baby heraus. Durch diese Tcchnik verhindert er, daß später Narben sichtbar sind. Das Neugeborene wird dann ebenso versorgt wie ein auf normalem Weg geborenes Baby.

Erste Hilfe bei einer überraschenden Entbindung. In seltenen Fällen kann es vorkommen, daß ein Baby zu schnell kommt und weder ein Krankenhaus noch ein Arzt erreicht werden kann. Bei dieser »überstürzten Geburt« öffnet sich der Gebärmutterhals sehr schnell, die Fruchtblase platzt, bis zu einem halben Liter Fruchtwasser fließt ab. Die werdende Mutter wird auf ein sauberes Laken gebettet. Sollte keines vorhanden sein, ist druckfrisches Zeitungspapier besser als gar nichts, da es im allgemeinen relativ sauber und bakterienfrei ist. Wegen der Infektionsgefahr darf die Geburtsöffnung nicht berührt oder gewaschen werden. Die Geburt selbst läuft völlig selbständig ab und braucht weder unterstützt noch beschleunigt werden. Ist das Baby da, wird es auf eine saubere Unterlage gelegt. Es beginnt nach der Geburt von alleine zu atmen. Ist dies nicht der Fall, kann man das Kind vorsichtig an den Beinen hochheben. Eventuell wird es notwendig sein, bei Atemschwierigkeiten in der Mundhöhle vorhandenen Schleim zu beseitigen. Abnabeln ist nicht notwendig, da sich die Gefäße der Nabelschnur nach der Geburt von alleine schließen und die Nabelschnur zu pulsieren aufhört. Das Baby wird einfach bis zum Eintreffen des Notarztes auf den Bauch der Mutter gelegt (dort ist es am wärmsten) und zugedeckt. Zwanzig Minuten später wird die »Nachgeburt« kommen. Sie muß für die ärztliche Kontrolle aufgehoben werden.

»Risikoschwangerschaften«

Diesen Begriff kannte Hildegard von Bingen ebenfalls. »Kranke Körpersäfte« – etwa Gicht – Schwäche, Magerkeit oder Fettsucht sind in ihren Schriften dafür verantwortlich. Fast jede dritte werdende Mutter wird in der Bundesrepublik von ihrem Arzt in die Gruppe der »Risikoschwangerschaften« eingereiht. Das bedeutet, daß sie besonders sorgfältig überwacht und nur in einer gut ausgestatteten Klinik und nicht etwa zu Hause entbinden darf.
Dazu gehören aus heutiger Sicht:

- werdende Mütter, die unter 16 oder schon über 40 sind
- Frauen, die schon mehr als vier Kinder zur Welt brachten oder als sogenannte Mehrgebärende älter als 40 Jahre sind
- Patientinnen, die bereits einmal eine Kaiserschnittoperation überstanden haben, an einer Muskelgeschwulst im Uterus (Myom) litten oder eine Gebärmutter-Fehlbildung haben
- Frauen, die bereits einmal ein totes oder geschädigtes Baby geboren hatten
- Patientinnen mit schweren Allgemeinerkrankungen wie Nieren- oder Leberleiden, aber auch sehr übergewichtige werdende Mütter
- Patientinnen, die eine Sterilitätsbehandlung hinter sich haben (hier kann es zu Mehrlingsschwangerschaften kommen)
- Frauen, die öfters Fehl- oder Frühgeburten hatten

Krankheiten während der Schwangerschaft

Schwangerschaftstoxikosen. Während der Schwangerschaft kann eine Krankheit auftreten, die im Mutterpaß mit »EPH-Gestose« beschrieben ist. Andere Bezeichnungen dafür sind Schwangerschaftstoxikose, Gestose, Präklampsie und Eklampsie oder das »EPH-Syndrom«. Die Buchstaben »EPH« stehen dabei für die englischen Wörter **e**dema (Ödem), **p**roteinuria (Eiweißausscheidung im Urin) und **h**igh-pressure (Bluthochdruck), die Symptome eines Krankheitsbildes, das nur während der Schwangerschaft zwischen der zwanzigsten Woche und der ersten Woche nach der Entbindung auftreten kann.
Es gibt leichtere und so schwere Formen, daß sie bis zur Bewußtlosigkeit und zu Krämpfen führen können. Durch regelmäßige Schwangerschaftsuntersuchungen ist es möglich, die Schwangerschaftstoxikosen bereits in der Frühform zu erkennen, entsprechend zu behandeln und einen Ausbruch meist zu verhindern.

Erbrechen: Die als »normal« anzusehende Übelkeit während der Frühschwangerschaft kann sich zu sehr starkem Erbrechen, verbunden mit Gewichtsabnahme und Wasserverlust, steigern. Die Ärzte sprechen dann von einer Hyperemesis gravidarum, dem »Schwangerschaftserbrechen«. Es gibt so schwere Formen, daß eine Klinikaufnahme notwendig ist, um den Flüssigkeitsverlust durch einen »Tropf« intravenös zu ersetzen. Nach der 16. Woche verschwindet aber auch diese schwere Form des Erbrechens meistens von selbst. Die Ursachen sind noch nicht genau erforscht. Seelische Auslöser sind wahrscheinlich.

Röteln. Die Röteln sind eine ansteckende Viruskrankheit, die schwerste Mißbildungen beim Baby verursachen kann. Zwei von tausend Schwangerschaften werden trotz aller Aufklärungsarbeit dadurch kompliziert. Für den Erwachsenen ist die Krankheit so harmlos, daß sie manchmal gar nicht bemerkt wird. Wer sich durch die sogenannte Tröpfcheninfektion oder durch engen Kontakt mit an Röteln erkrankten Menschen ansteckt, bekommt einen Ausschlag, rote Flecken, ähnlich wie bei Masern. Nach drei Tagen ist alles vorbei. Danach ist der Mensch dagegen immun, da sich im Blut Antikörper bilden, die ihn vor einem neuen Ausbruch der Krankheit schützen. Wenn Frauen noch nicht immun sind und während des ersten Schwangerschaftsdrittels daran erkranken, dann entsteht beim werdenden Kind die gefürchtete »Röteln-Embryopathie«. Ein Teil der Kinder kommt mit grauem Star, Schwerhörigkeit, Herzerkrankungen sowie vielen anderen Behinderungen zur Welt. In einem späteren Stadium der Schwangerschaft kommt es nur ganz selten zu Mißbildungen.

So können Sie sich schützen. Schwangere müssen auf jeden Fall jeden Kontakt mit »rötelnverdächtigen« Menschen vermeiden. Kann er doch nicht ausgeschlossen werden, dann muß sofort der Arzt aufgesucht werden. Er kann den sogenannten Antikörper-Titer im mütterlichen Blut bestimmen lassen. Steht fest, daß bereits viele Antikörper gegen Röteln gebildet wurden, dann besteht keine Gefahr. Die Frau ist immun. In allen anderen Fällen muß abgewartet werden, ob die Krankheit zum Ausbruch kommt. Eine Rötelnimpfung ist während der Schwangerschaft nicht möglich. Der Mediziner kann aber sogenanntes Hyper-

immunglobulin verabreichen. Das ist ein Serum mit besonders vielen Antikörpern.
Wegen dieser großen Gefahr geht man heute dazu über, alle jungen Mädchen noch vor Eintritt der Pubertät gegen Röteln zu impfen. Sie sind dann für immer geschützt. Frauen, die weder Röteln hatten noch sich dieser Vorbeugemaßnahme unterzogen, sollten sich ebenfalls impfen lassen.

Heute manchmal unverzichtbar: genetische Beratung

Zehn Kinder werden täglich in der Bundesrepublik geboren, die unter erblich bedingten Fehlbildungen oder Krankheiten leiden. Bei bestimmten Ehepaaren ist das Risiko, ein solches Kind zu bekommen, größer als bei den anderen. Für Hildegard von Bingen war dies schicksalhaft. Heute kann Betroffenen manchmal – leider nicht immer – geholfen werden. Für sie gibt es in der ganzen Bundesrepublik pränatale (vorgeburtliche) Diagnosezentren, in denen sie sich beraten lassen können. Die Adresse des nächstgelegenen Instituts weiß Ihr Arzt. Beraten lassen sollten sich alle Eltern, die bereits ein Kind mit einem angeborenen geistigen oder körperlichen Schaden bekommen haben oder in deren Verwandtschaft so etwas vorgekommen ist. Ein weiterer Grund für den Besuch einer solchen Beratungsstelle können auch Verwandtenehen sein oder Medikamente, Drogen oder Strahlenbelastungen, denen einer der beiden Partner ausgesetzt war. Da viele Risiken erkennbar – und auch berechenbar – sind, kann dort auch Menschen, deren Familie durch eine Erbkrankheit »belastet« ist, doch noch zu einem gesunden Kind verholfen werden. Ein Beispiel: »Hämophilie«, die Bluterkrankheit, überträgt sich nur auf Söhne und auch da nur auf 50 Prozent aller Fälle. Unter den Frauen, die bisher die genetischen Beratungsstellen in der Bundesrepublik aufsuchten, waren 48, die die Bluterkrankheit vererben konnten. Durch eine Amniozentese wurde jeweils in der 20. Schwangerschaftswoche das Geschlecht des werdenden Kindes festgestellt. Zwanzig der Frauen erwarteten einen Knaben (von denen dann zehn mit hoher Wahrscheinlichkeit Bluter werden). Alle diese Frauen entschieden sich zu einer Schwangerschaftsunterbrechung. Die anderen erwarteten Mädchen. Alle 28 Babys kamen gesund zur Welt (nach den Erbgesetzen sind 14 von ihnen allerdings wieder Trägerinnen der Bluterkrankheit).

Fehlgeburt

Fieberhafte Erkrankungen, falsche Lage des Babys im Uterus, Verletzungen, psychische Schocks und vieles andere können während der Schwangerschaft die Ursache für eine Fehlgeburt sein. Besonders gefährdet ist die Frau bis zum dritten Schwangerschaftsmonat. Dreiviertel aller »Aborte« (so die medizinische Bezeichnung) ereignen sich bis zu diesem Zeitpunkt. Zu den ersten Anzeichen einer möglichen Fehlgeburt gehören Blutungen aus den Genitalbereich. Oft treten Schmerzen im Unterleib auf, die denen der Menstruation entsprechen, die Patientinnen fühlen sich unwohl, blutiger Schleim oder Gerinnsel können abgehen. Für die Schwangere gilt hier: So schnell wie möglich zum Arzt. Das Baby lebt zu dieser Zeit noch, und der Mediziner hat durch die Behandlung mit Medikamenten oft noch die Möglichkeit, es zu retten. Sind die Symptome intensiver, dann sprechen Mediziner von einem »beginnenden Abort«. Die Patientin muß ins Krankenhaus, die Schwangerschaft kann oft nicht mehr gerettet werden. Man wartet in der Klinik ab, bis der Körper alle »Schwangerschafts-Produkte« – wie die Gynäkologen im medizinischen Fachjargon dazu sagen – ausstößt, oder entschließt sich zu einem chirurgischen Eingriff. Wenn die Blutungen stärker sind, ist es besser, Sie legen sich hin und lassen den Notarzt kommen. Eine Fehlgeburt ist kein Anlaß, den Wunsch nach einem Kind zu unterdrücken. Wichtig ist nur, daß der Arzt die Ursache der Fehlgeburt feststellt.

Frauenkrankheiten

Die Brust und ihre Erkrankungen

> Wenn aber ein Weib den Samen vom Manne empfängt und dieser in ihm zu wachsen beginnt, dann wird auch durch diese Naturkraft das Blut des Weibes nach oben zu den Brüsten hin gezogen, und das, was aus Speise und Getränk Blut werden sollte, wird in Milch umgewandelt, damit das in ihrem Leibe wachsende Kind ernährt werden kann. Im gleichen Maße wie das Kind in der Gebärmutter seiner Mutter wächst, vermehrt sich auch die Milch in ihren Brüsten, damit das Kind seine Nahrung davon habe ...

Die Gesundheit der Brüste war zu Hildegards Zeiten lebensentscheidend. Es gab keine andere Ernährung für das Neugeborene. Ein Ausweg bei Stillschwierigkeiten oder Krankheiten war lediglich die Beschäftigung einer Amme. Die Brust kann von einer Vielzahl von Entzündungen und gutartigen Knoten befallen werden. Da niemand sagen kann, ob diese häufigen, bei jeder dritten Frau einmal im Leben vorkommenden Knötchen nicht doch auf bösartige Tumoren hindeuten, müssen sie – sofort nach ihrer Entdeckung – dem Arzt gezeigt werden.

Zysten im Brustgewebe: Beim Abtasten der Brust werden kirschkerngroße Verhärtungen entdeckt. Sie vergrößern sich etwa eine Woche vor dem Einsetzen der Regel und werden schmerzempfindlich. Aus der Brustwarze kann ein Sekret austreten. Die Entstehung der Zysten ist ungeklärt. Mit Sicherheit hängt sic mit der Hormonstimulation des Brustdrüsengewebes zusammen. In den Wechseljahren bilden sie sich wieder zurück. Der Frauenarzt kann nur die Symptome behandeln. Eine echte Heilung ist nicht möglich. Hormonpräparate zeigten sich gelegentlich als wirksam. In der akuten Phase helfen vor allem aufgelegte Eisbeutel. Empfohlen werden auch Fango- und Moorpackungen.

Größere gutartige Geschwulste: In der Brust wird ein Knoten entdeckt, der sich ohne Probleme hin und her schieben läßt und im Gegensatz zu den Zysten keinerlei Schmerzen bereitet. Auch die Entstehung dieser Knoten ist noch nicht geklärt. Die Ärzte raten zu einer sofortigen Entfernung dieser Knoten, da sich erst unter dem Mikroskop erkennen läßt, ob nicht doch eine bösartige Geschwulst dahintersteckt.

Entzündungen der Brust: Brustwarzen (Mamillen) oder der gesamte Drüsenkörper sind entzündet. Die Ärzte sprechen dann entweder von einer Thelitis oder einer Mastitis. Die letztere kann sich in schweren Allgemeinerscheinungen wie Schüttelfrost und starken Schmerzen äußern. Mögliche Ursachen: Die Brustwarzen entzünden sich meistens durch Verletzungen beim Stillen. Wenn eine Infektion entsteht und diese sich über die Lymphbahnen ausbreitet, wird daraus eine Mastitis. Heilung: Der Arzt wird entzündungshemmende Mittel und Antibiotika verschreiben. Sollten sich Abszesse gebildet haben, werden sie eröffnet. Nützlich sind Auflagen mit essigsaurer Tonerde.

Sexuell übertragbare Erkrankungen

Auch sie waren Hildegard von Bingen vermutlich bekannt. Eine Textstelle der sogenannten Berliner Fragmente aus dem 13. Jahrhundert, die in der Preußischen Staatsbibliothek erhalten sind, kann nach Lys Dorin Ritzmann Schilt theoretisch als Therapieversuch bei Gonorrhoe (Tripper) verstanden werden: Beschrieben werden schmerzhafte Schwellungen, die ohne Behandlung geschwürig werden könnten.

Oft ist auch von »Aussatz durch Unenthaltsamkeit« die Rede. Zum Beispiel im Buch »Ursachen und Behandlung der Krankheiten« (allerdings gehören die folgenden Zitate zu jenen Texten, deren Ursprung umstritten ist. Empfohlen werden Maßnahmen der mittelalterlichen Dreckapotheke, die von der Heiligen sehr selten angewandt wurden. Möglicherweise wurde diese Stelle auch von Kopisten der Hildegard-Schriften eingefügt):

> Wenn ein Mensch infolge fleischlicher Begierde und Unenthaltsamkeit aussätzig wird, soll er Odermennig nehmen, dazu den dritten Teil desselben an Ysop und zweimal soviel wie beides zusammen Gundelrebe, die Kräuter im Warmbad kochen und so ein Bad aus ihnen herrichten. Diesem soll er so viel Menstrualblut beimischen, wie er bekommen kann, und sich dann in das Bad setzen. Er kann aber auch eine beliebige Menge Gänsefett nehmen, dazu doppelt soviel Hühnerfett und etwas Hühnerkot und daraus eine Salbe bereiten. Wenn er dann aus dem eben beschriebenen Bade wieder herausgestiegen ist, soll er sich gründlich mit dieser Salbe ein-

reiben und sich dann aufs Bett legen. Dies muß er häufig tun, bis er gesund wird. Denn die Wärme des Odermennigs mit der Kälte des Ysops und die Wärme der Gundelrebe mit dem warmen Menstrualblut im richtigen Verhältnis vereint, entfernt die faulige Materie eines solchen Aussatzes. Odermennig, Ysop und Gundelrebe lassen sie nämlich herausschwitzen, das Menstrualblut aber überwältigt und vernichtet sie wie ein Feind seinen Gegner, weil dies aus den verschiedenen Säften des Weibes hervorgeht [gemeint ist das Menstrualblut]. Das Gänsefett aber wie auch das Hühnerfett salbt sie sanft ein und heilt sie. Der Hühnerkot aber zieht die Unreinigkeiten, die noch zurückgeblieben sind, aus, und so wird der Kranke geheilt werden, oder Gott wird es nicht zulassen.

Zügellose Unenthaltsamkeit kann zu vielen seelischen und körperlichen Krankheiten führen – warnt die Heilige öfters (extreme Enthaltsamkeit hält sie aber auch für ungesund). Aus heutiger Sicht gab es so viele Krankheiten, die durch sexuelle Kontakte übertragen werden können, wie heute. Viele Leiden konnte Hildegard von Bingen nicht kennen: Syphilis zum Beispiel tauchte in Europa erst auf, nachdem Kolumbus von seiner Entdeckungsreise nach Westindien zurückkam.

Die heutigen Ursachen sind vielfältig: Das freizügigere Sexualverhalten, häufigerer Partnerwechsel, verändertes Sexualverhalten und der Tourismus spielen sicher eine große Rolle. Die Vereinigten Staaten melden zum Beispiel das höchste Gonorrhoe-Vorkommen seit dem Jahre 1919. Außer den Geschlechtskrankheiten wie Syphilis, Gonorrhoe und Ulcus molle gehören dazu das durch Bakterien verursachte Lymphogranuloma inguinale, das bei uns seltene Granuloma inguinale, der durch Viren bedingte Genital-Herpes und die Genitalwarzen. Trotz aller Aufklärung kommt es immer noch vor, daß Erkrankte eine Selbstbehandlung versuchen. Sie ist aussichtslos. Unkontrollierte Antibiotika-Einnahmen kann ernsthafte Erkrankungen verschleiern. Es gibt nur eines, das sofort hilft: ein umgehender Besuch beim Hautarzt. Gegen diese Erkrankungen gibt es nur eine einzige Art der Vorbeugung: die Vermeidung der Ansteckung. Bei Zufallsbekanntschaften empfiehlt es sich, alleine aus diesen Gründen und trotz möglicher anderer Verhütungsmaßnahmen auf der Verwendung eines Präservativs zu bestehen.

Gonorrhoe oder Tripper ist eine Infektionskrankheit, die vorwiegend die Schleimhäute der Geschlechtsorgane betrifft. Der Arzt muß die Erkrankten dem Gesundheitsamt melden.

Anzeichen: Im Gegensatz zu erkrankten Männern, die zu 90 Prozent Beschwerden beim Wasserlassen oder bei der Erektion haben, bemerken dreiviertel aller Frauen bei einer Gonorrhoe-Infektion überhaupt keine Symptome. (Sie können aber natürlich trotzdem andere anstecken.) Die 25 Prozent der Frauen, die Anzeichen verspüren, registrieren meistens zuerst ein Brennen beim Wasserlassen und einen Ausfluß. Wenn die Bartholinschen Drüsen von Gonorrhoe-Erregern befallen werden, sind sie geschwollen und druckempfindlich. Unbehandelt können sich die Erreger über die Gebärmutter bis in die Eileiter ausbreiten. Wenn nicht sofort behandelt wird, besteht die Gefahr dauernder Un-

fruchtbarkeit und – jedoch seltener – einer lebensgefährlichen Bauchfellentzündung.
Neben Geschlechtsorganen können aber auch andere Bereiche des Körpers befallen werden, zum Beispiel der Mund- und Rachenraum als Folge oraler Sexualpraktiken. Die Symptome treten zwei bis sieben Tage nach der Ansteckkung auf.
Ursache: Die Krankheit wird durch Gonokokken verursacht. Der wissenschaftliche Name für den Erreger ist »Neisseria gonorrhoeae« (benannt nach dem Breslauer Hautarzt Albert Neisser, 1855–1916).
Es gibt in verschiedenen Ländern eine ganze Anzahl unterschiedlicher Bakterienstämme, von denen einige bereits gegen bestimmte Antibiotika-Präparate immun sind. Bei der Entdeckung des Penicillins im Jahre 1943 genügte schon eine einzige Injektion von 300 000 Einheiten für eine Heilung. Heute werden Frauen an fünf aufeinanderfolgenden Tagen mit jeweils vier Millionen Einheiten Penicillin behandelt.
Heilung: Beim Verdacht einer Gonorrhoe-Infektion wird der Arzt einen Abstrich aus dem Gebärmutterhalsbereich, dem Analbereich und der Harnröhre nehmen, ihn unter dem Mikroskop betrachten und eine »Kultur« ansetzen. Dabei wird der Abstrich auf einen Nährboden gesetzt. Nach 24 oder 48 Stunden können die inzwischen gewachsenen Organismen eindeutiger untersucht werden. Nach der Behandlung bittet der Arzt seine Patientin noch mehrmals zu einer Kontrolluntersuchung.

Die Syphilis, oder »Lustseuche«, Venerie, Lues, Morbus gallicus (»Franzosenkrankheit«) erregte erstmals Ende des 15. Jahrhunderts die Aufmerksamkeit der Ärzte. Sie galt lange Zeit als eine der Geißeln der Menschheit. Heute gibt es – rechtzeitig behandelt – durch das Penicillin ebenso wie bei der Gonorrhoe eine sichere Heilungsmöglichkeit.

Anzeichen: Etwa drei Wochen nach einer Infektion durch Syphilis-Erreger bildet sich an der Infektionsstelle ein schmerzloses Geschwür, der sogenannte Primäreffekt. Manchmal sind auch Lymphknoten leicht geschwollen. Die Ärzte nennen dies das »Primärstadium«.

Unbehandelt geht die Syphilis sechs bis neun Wochen nach der Ansteckung in das »Sekundärstadium« über. Die Erreger haben sich im ganzen Körper ausgebreitet und bilden an den verschiedensten Stellen unterschiedlichste Hauterscheinungen wie Flecke oder Pusteln. Besonders die Hände und Fußsohlen können davon befallen sein. Drei bis fünf Jahre später folgt das »Tertiärstadium«. Das Herz- und Kreislaufsystem wird unheilbar zerstört. Das schreckliche Ende ist das »Quartärstadium« der Syphilis mit Gehirnerweichung, die Persönlichkeitsveränderungen und den Ausfall der intellektuellen Fähigkeiten zur Folge hat.

Ursache: Die wegen der Spätfolgen gefährlichste Geschlechtskrankheit wird durch Spirochäten ausgelöst, die Treponemen. Fast immer wird sie durch Geschlechtsverkehr übertragen. Die Erreger dringen durch eine winzige, meist gar nicht feststellbare Verletzung in den Körper. Es ist aber auch möglich, sich durch Küssen, bei Bluttransfusionen oder an Operationsinstrumenten anzustecken.

Heilung: Der Arzt wird die Erkrankung durch den sogenannte Wassermannschen Reaktionstest oder andere Tests diagnostizieren. Mit Penicillin ist heute eine sichere Heilung möglich. Das Medikament muß allerdings zweimal intramuskulär (in den Muskel) gespritzt werden.

Ulcus molle (weicher Schanker): Die Krankheit kann gleichzeitig mit der Syphilis auftreten. *Anzeichen:* An der Infektionsstelle – z. B. den kleinen Schamlippen – bilden sich ein bis drei Tage später Geschwüre. Die Leistenlymphknoten können geschwollen sein und schmerzen. *Ursache:* Diese Erkrankung wird durch den Bazillus »Haemophilus ducreyi« ausgelöst und durch den Geschlechtsverkehr übertragen. *Heilung:* Der Arzt behandelt die Geschlechtskrankheit mit Antibiotika.

Lymphogranuloma inguinale oder Lymphopathia venerea: Diese etwas seltener vorkommende Erkrankung wurde als »vierte Geschlechtskrankheit« erst im Jahre 1913 entdeckt. Sie tritt in der ganzen Welt auf. *Anzeichen:* Die Krankheit äußert sich fünf bis 21 Tage nach der Anstekkung durch winzige Bläschen, die oft gar nicht entdeckt werden. Bei der Frau sitzen sie oft an der Innenseite der Schamlippen. Wenn die Infektion fortschreitet, wird das Lymphsystem mit befallen. Die Patientin kann – muß aber nicht – Kopfschmerzen, Fieber und Schüttelfrost bekommen. *Ursache:* Die Krankheit wird durch ein relativ großes Virus ausgelöst, das unter dem Mikroskop sichtbar ist. *Heilung:* Der Arzt verschreibt Antibiotika.

Granuloma venereum (oder Granuloma inguinale): Damit bezeichnen die Mediziner eine bei uns selten vorkommende Geschlechtskrankheit. Reisende in warme Länder können aber mit ihr Bekanntschaft machen. *Anzeichen:* Nach einer Inkubationszeit, die zwischen einigen Tagen und mehreren Wochen betragen kann, bilden sich juckende Pusteln im Genitalbereich. Sie entwickeln sich zu Geschwüren, die sich weiter entzünden und eitern. *Mögliche Ursache:* Die Krankheit ist noch nicht endgültig erforscht. Als Erreger wird der Bazillus Donovania granulomatis angenommen. *Heilung:* Der Arzt behandelt mit Antibiotika-Gaben (Tetracycline).

Unspezifische genitale Infektion: In vielen Ländern die häufigste durch den Geschlechtsverkehr übertragene Krankheit. *Anzeichen:* Ausfluß, leichtes Brennen beim Wasserlassen, Unterleibsschmerzen, Beschwerden beim Geschlechtsverkehr, Gebärmutterhalsentzündung. Oft sind die Symptome allerdings so harmlos, daß sie nicht bemerkt werden. *Ursache:* kleinste Lebewesen, die »Mycoplasma hominis« (= des Menschen) genannt werden. *Heilung:* antibiotische Medikamente.

Herpes genitalis (»Bläschenausschlag«): Eine nicht seltene Erkrankung, die ebenfalls durch Geschlechtsverkehr übertragen wird. *Anzeichen:* Etwa vier bis sieben Tage nach der Ansteckung verspürt die Patientin einen Juckreiz. Bläschen bilden sich. Die Infektion kann auch den Gebärmutterhals mit betreffen und Ausfluß verursachen. Nach einigen Wochen verschwinden die Erscheinungen wieder. Die Beschwerden können so leicht verlaufen, daß sie gar nicht bemerkt werden. Frauen, die gesundheitlich geschwächt sind, können Fieber bekommen. Die Lympknoten schwellen an. *Ursache:* Der Ausschlag wird durch das Herpes-Virus ausgelöst (es gibt verschiedene Typen). *Heilung:* Der Arzt weist das Virus durch einen Abstrich nach. Eine Heilung ist bisher nicht möglich. Der Patientin werden aber verschiedene Präparate verschrieben, die die unangenehmen Symptome verschwinden lassen.

Genitalwarzen (Condylomata acuminata – spitze Kondylome): Diese Warzen können durch Geschlechtsverkehr übertragen werden, müssen aber nicht. Auch Frauen, die nie einen intimen Kontakt hatten, bekommen sie gelegentlich. *Anzeichen:* Entlang der Scheidenöffnung oder an den Schamlippen treten kleine, vielleicht nur stecknadelkopf große Wärzchen auf. *Ursache:* Verursacht werden die spitzen Kondylome durch das sogenannte Kondylom-Virus, der mit dem Warzen-Virus verwandt ist. Es wird durch eine Kontakt-Infektion beim Geschlechtsverkehr übertragen, und kann durch Kratzen auch in andere Körperbereiche gebracht werden. *Heilung:* Da die Warzen besonders gut in »feuchtem Gebiet« gedeihen, wird der Arzt zuerst möglichen Fluor behandeln. Die Gebilde selbst können mit einem scharfen Löffel nach einer Vereisung oder durch eine Elektroschlaufe abgetragen werden.

Libidostörungen – sexuelle Funktionsstörungen der Frau

Ein gesundes, gut entwickeltes Sexualleben sah Hildegard von Bingen als wichtigen Faktor im Leben eines Paares (lesen Sie dazu S. 52ff.). Sexuelle Störungen waren auch damals nicht selten und kommen heute relativ häufig in der Praxis eines Frauenarztes zur Sprache. Jede fünfte Frau ist einer Statistik nach nicht in der Lage, einen Orgasmus zu erleben, sie ist, wie man häufig sagt, frigide. Mit dem lateinischen Ursprung »frigidus«, kalt, hat das wenig zu tun. Gynäkologen verwenden für die Erkrankung, die rund 60 Prozent aller Patientinnen mit Sexualstörungen betrifft, lieber den Begriff »weibliche Anorgasmie«. 20 Prozent dieser Patientinnen leiden an Scheidenkrampf (Vaginismus), zehn Prozent an sogenannter Dyspareunie. Damit wird heute jedes körperliche oder seelische Nichtzusammenpassen in der Ehe umschrieben (im Gegensatz zu »Eupareunie«, wenn Mann und Frau beim Geschlechtsakt gleichzeitig zum Orgasmus kommen).

Anorgasmie: Die Orgasmus-Unfähigkeit kann vergleichsweise geringe Ursachen haben, die bereits in einem Gespräch aufgezeigt werden können. Häufige Ursachen:

- Unwissen über die sexuellen Abläufe,
- ungünstige Umweltbedingungen (hellhörige Wohnung und ähnliches),
- ungeschicktes Sexualverhalten des Lebensgefährten und mangelnde »Abstimmung«,
- mangelnde Rücksichtnahme des Partners oder
- zu große Überforderung im Beruf oder im Haushalt, so daß kein Raum mehr für sexuelle Interessen bleibt.

Die Gründe können aber auch tiefer liegen und nur von einem Arzt mit psychotherapeutischer Ausbildung aufgedeckt werden. Denkbar sind:

- Negative Schlüsselerlebnisse wie eine Vergewaltigung, sexueller Mißbrauch in der Kindheit, sofortige Schwangerschaft nach dem ersten Geschlechtsverkehr mit späterer Abtreibung.
- Ein medizinisches Lehrbuch notiert aber auch »taktlose gynäkologische Untersuchung«.
- Unerfüllter Kindeswunsch kann ebenso ein Grund für

eine derartige Störung sein, besonders wenn die Frau über viele Jahre hinweg Temperaturmessungen vorgenommen und den Geschlechtsverkehr erfolglos immer wieder zum günstigsten Zeitpunkt »terminiert« hat.

- Erziehungsverhalten der Eltern.
- Mangelnde Aufklärung nach Operationen führt ebenfalls oft zur Anorgasmie, besonders wenn Frauen nach einer Herausnahme der Gebärmutter oder einer Brustamputation glauben, nicht mehr »weiblich« genug zu sein.

Nur in ganz seltenen Fällen ist ein körperliches Leiden an Anorgasmie schuld. In den anderen beschriebenen Fällen kann auch eine Verhaltenstherapie helfen. Entsprechende Institute veröffentlichten Heilungsquoten von 60 Prozent.

Scheidenkrampf (Vaginismus): Mit diesem Wort bezeichnen Gynäkologen die krankhafte Empfindlichkeit mancher Patientinnen gegen jede Berührung des Scheideneingangs, sei es durch den Penis oder durch ein medizinisches Instrument. Unwillkürlich verkrampft sich die Beckenbodenmuskulatur. Gelegentlich veranlaßt der gleiche Reflex die Frau, auch die Oberschenkel zusammenzupressen. Die Sehnsucht nach sexuellen Erlebnissen ist bei 80 Prozent aller an Vaginismus leidenden Frauen trotzdem vorhanden. Eine Umfrage ergab, daß jede zehnte Frau einmal in ihrem Leben an Vaginismus litt. Die Beschwerden verschwanden jedoch von selbst. Auch bei hartnäckigeren Fällen, die ärztlich behandelt werden müssen, ist die Prognose gut: Aus der zweiten Münchner Frauenklinik wurde einmal eine Heilungsquote von 90 Prozent bekanntgegeben. Meist reichten fünf bis zehn Sitzungen, in Ausnahmefällen 20 bis 30 Sitzungen.

Dyspareunie: Wenn es zwischen beiden nicht klappt. Mit diesem Wort, das vom griechischen »bei jemandem liegend, beischlafend« kommt, bezeichnen heute die Sexualmediziner jede schmerzhafte Störung des Geschlechtsverkehrs, die auf eine Erkrankung, Verletzung oder körperliche Anomalie zurückzuführen ist. Ein Eindringen in die Scheide ist jedoch im Gegensatz zum Vaginismus möglich. Die Ursachen können wie bei der Anorgasmie im psychischen Bereich liegen, aber auch zu behandelnde körperliche Ursachen haben. Zum Beispiel:

- Verletzungen am Scheideneingang,
- Einrisse am Hymen, Blutergüsse in diesem Bereich, aus denen schmerzhafte Geschwüre werden können,
- Druck auf die empfindliche Harnröhre, verursacht durch anatomische Gegebenheiten oder durch eine ungünstige Einführung des männlichen Gliedes,
- Abszesse und Entzündungen an den Bartholinschen Drüsen oder den Schweißdrüsen der Schamlippen,
- Fehler bei Operationen in diesem Bereich, etwa bei einer falsch gesetzten Dammnaht nach einer Geburt,
- starke Rücklage der Gebärmutter,
- mangelhafte Befeuchtung der Scheide durch zu kurzes oder unterlassenes Vorspiel, aber auch aus Altersgründen, wenn sich die Geschlechtsorgane nach den Wechseljahren wieder zurückbilden.

In einem offenen Gespräch wird der Arzt in den meisten Fällen Hilfsmöglichkeiten vorschlagen können, sei es durch die operative Beseitigung der Störung, einer psychotherapeutischen Behandlung oder einfach Aufklärung.

Manchmal können auch Hilfsmittel angeboten werden wie zum Beispiel Gleitmittel, anästhesierende Salben, die den Scheidenbereich weniger empfindlich machen und östrogenhaltige Präparate, die örtlich angewandt im Alter Beschwerden in der Folge von Organrückbildungen lindern.

Wenn das Kind nicht kommen will

> Wie ein Baum aus seiner Lebenskraft heraus blüht und grünt und Früchte bringt, so bringt auch die Frau aus der Lebenskraft der Bäche des Monatsblutes heraus Blüten und Laub in der Frucht ihres Leibes hervor. Wie aber ein Baum ohne Lebenskraft ein unfruchtbares Holz genannt wird, so bezeichnet man auch die Frau als unfruchtbar, der im besten Lebensalter die Lebenskraft zu ihrer Blüte mangelt ...

Kinderlosigkeit war im Mittelalter eines der größten Unglücke – und ist es für viele Betroffene auch heute noch. Etwa eine von zehn Ehen in der Bundesrepublik bleibt kinderlos, obwohl sich die beiden Partner sehnlichst Nachwuchs wünschen. Bei dreißig bis vierzig Prozent aller ungewollt kinderlos bleibenden Partnerschaften liegt die Ursache beim Mann, deshalb muß er auf jeden Fall ebenfalls mit zum Arzt.

Mögliche Ursachen: Die Gründe für die Sterilität einer Ehe können sehr vielfältig sein. In etwa zehn bis fünfzehn Prozent aller Fälle läßt sich der Grund für die Unfruchtbarkeit überhaupt nicht finden. Fast die Hälfte der Frauen kann

wegen einer Störung der Eierstöcke nicht empfangen. Ein Drittel leidet an organischen Veränderungen, die zum Teil behandelt werden können, zum Beispiel Verklebungen der Eileiter nach vorausgegangenen Entzündungen, Mißbildungen und Lageveränderungen der Gebärmutter oder der Scheide. Erkrankungen der Geschlechtsorgane verschiedenster Art wie Entzündungen, Trichomonaden und ähnliches sind ebenfalls oft daran schuld.
Nicht selten liegt die Ursache der Kinderlosigkeit ausschließlich im seelischen Bereich. Nach eingehender ärztlicher Beratung kommt schon in der Hälfte der Fälle das lang ersehnte Baby.

Hilfen heute: Die Behandlung kinderloser Partnerschaften ist sehr langwierig, verhilft den Paaren aber in einem Drittel aller Fälle zum erwünschten Kind. Der Arzt wird sich zuerst sehr genau über das Eheleben orientieren, über die Häufigkeit des Geschlechtsverkehrs und seinen Zeitpunkt sowie über mögliche Potenzstörungen des Ehemannes. Weil die Ursache für die Sterilität sehr oft beim Mann liegt, wird zuerst sein Samen kontrolliert. Nach verschiedenen anderen Tests, zu denen auch die Feststellung gehört, wann der Eisprung stattfindet (was über die von der Patientin zu führende und bereits besprochene Basaltemperaturkurve möglich ist), wird der Frauenarzt die Durchgängigkeit der Eileiter überprüfen. Ein Verfahren, das sich Hysterosalpingographie nennt, ermöglicht es ihm mit Hilfe eines Kontrastmittels, den Gebärmutterhals, den Gebärmutterkörper und den Eileiter auf dem Röntgenschirm darzustellen. Entsprechend der Diagnose wird der Arzt sich um die Beseitigung der Empfängnishindernisse bemühen.

Die Münchner Gynäkologen Professor Dr. Gerd Döring und Professor Dr. Werner Bickenbach veröffentlichten in ihrem Lehrbuch »Die Sterilität der Frau« eine Statistik über die Erfolgsquoten dieser Behandlungen. Wenn die Ursachen der Unfruchtbarkeit im psychischen Bereich lagen, konnte danach 60 Prozent aller Frauen zu einem Baby verholfen werden, bei Problemen im Bereich der Scheide, des Gebärmutterhalses und der Gebärmutter selbst jeweils zwischen 45 und 52 Prozent, bei Störungen der Eierstöcke 33,3 Prozent und der Eileiter 16,3 Prozent.
Die statistische Durchschnittsquote von 34,3 Prozent nennen die Ärzte relativ günstig, »wenn man das hohe Durchschnittsalter unserer Patientinnen von knapp 32 Jahren bedenkt«.

Künstliche Befruchtung, Retortenbabys, »Ersatzmütter«. In den letzten Jahren haben Ärzte mit neuen Methoden Ehepaaren auch dann noch zu einem Kind verholfen, wenn entweder die Frau nicht empfangen oder der Ehemann nicht zeugen kann. Kein Frauenarzt hat ernsthafte Bedenken, beim Vorliegen bestimmter Empfängnishindernisse die Frau mit dem Samen des Ehemannes künstlich zu befruchten. Dies kann zum Beispiel beim Vorliegen einer »Oligospermie« notwendig sein. Das Ejakulat des Partners enthält zuwenig Spermien. Mehrere Samenergüsse können gesammelt, tiefgefroren und dann zum günstigsten Zeitpunkt vom Arzt mit einer sterilen Spritze zum Gebärmutterhals gebracht werden. Gegen diese Technik haben Gynäkologen im allgemeinen keine Einwände.
Anders sieht es jedoch aus, wenn der Samen von einem fremden Mann stammt. Nicht alle befürworten solche Sa-

menspenden. Allein im Amerika kommen jährlich zwanzigtausend Babys auf die Welt, die über die künstliche Befruchtung mit dem Sperma eines fremden Mannes gezeugt wurden. Bei uns haben viele Gynäkologen juristische, moraltheologische und vor allem auch ethische Bedenken gegen diese Technik, und die Kirchen lehnen die »künstliche Insemination« energisch ab. Die Methode ist bei uns jedoch keineswegs vom Staat verboten, und es gibt eine ganze Anzahl Kliniken, besonders auch einige Universitätskliniken, sowie frei praktizierende Ärzte, die sie seit vielen Jahren durchführen.

Es gibt verschiedene Kliniken, die sich ausschließlich mit der Durchführung der sogenannten heterologen Insemination befassen (bei der das Sperma von einem fremden Mann stammt – im Gegensatz zur »homologen Insemination«, wo die Samenspende vom eigenen Ehemann kommt). Doch eine Frau muß auch heutzutage noch damit rechnen, daß sie auf einen Mediziner stößt, der die »heterologe Insemination« völlig ablehnt und nicht einmal einen Kollegen empfiehlt, der sie durchführt. Hier hilft dann nur ein Arztwechsel. Die heute in vielen Ländern der Erde praktizierte Samenübertragung fremder Spender wurde vor mehr als 40 Jahren vom gleichen Universitätsprofessor Hermann Hubert Knaus (1892–1970) eingeführt, der auch die Geburtenregelungsmethode nach »Knaus-Ogino« entwickelte. Nach den Grundsätzen, die Ärzte wie Professor Dr. med. G. Rose aus Obernkirchen zu einem Zeitpunkt entwickelten, als die ärztliche Standesorganisation noch gegen diese Technik war, werden als Samenspender nur verheiratete Ehemänner akzeptiert, die bereits Väter von gesunden ehelichen Kindern sind. Inzwischen sind die Ärzte in der Lage, aus einem

genügend großen Kreis von Männern einen Spender auszuwählen, der dem Aussehen des unfruchtbaren Partners möglichst nahe kommt. Das ersehnte Kind ist dem Ehepartner dann »wie aus dem Gesicht geschnitten«. Auf diese Weise sind die Eltern in der Lage, nicht nur ihren nächsten Angehörigen, sondern auch ihren Kindern selbst die Umstände der Zeugung zu verschweigen. Im Gegensatz zu amerikanischen Kliniken, die Samenübertragungen auch bei alleinstehenden Frauen vornehmen, akzeptieren verantwortungsvolle deutsche Ärzte diese Methode nur für Ehepaare, deren männlicher Partner »sich mit der Zeugungsunfähigkeit innerlich völlig abgefunden hat und der sich selbst ein Kind von seiner Frau wünscht, um diesem dann ein liebevoller Vater zu sein« (Professor Rose). Die psychologische Überprüfung eines hilfesuchenden Ehepaares beansprucht deshalb ebensoviel Zeit wie die medizinische.
Diese strengen Kriterien haben sich sehr bewährt, weil damit sichergestellt wurde, daß die künstlich gezeugten Kinder in intakte Familien hineingeboren wurden. Bei tausend Ehepaaren, die mit Hilfe einer Privatklinik ihren Kinderwunsch erfüllen konnten, kam es nur in einem Fall zu einer Scheidung.

Zeugung im Reagenzglas: Wesentlich schwieriger war es für die Ärzte, Frauen zu helfen, die zwar funktionierende Eierstöcke haben, bei denen aber blockierte Eileiter eine Empfängnis unmöglich machen. Die beiden englischen Ärzte Dr. Patrick Steptoe und Dr. Robert G. Edwards lösten als erste auch dieses Problem. Das Baby Louise Brown, geboren im Sommer 1978, ging als erstes außerhalb des Mutterleibes gezeugtes Kind in die Medizingeschichte ein. Inzwischen gibt es eine ganze Reihe von »Retortenbabys« auf der Welt. Der Patientin wird ein befruchtungsfähiges Ei entnommen und mit einem Spermatropfen des Ehemannes vereinigt. Nach der Befruchtung beginnt es sich zu teilen. Sobald acht Zellen bestehen, pflanzen es die Ärzte im mütterlichen Uterus ein. Das Verfahren klappt nicht immer. Von 32 befruchteten Eiern, die Dr. Steptoe und Dr. Edwards einpflanzten, wurden 28 wieder abgestoßen. Zwei Schwangerschaften endeten durch Fehlgeburten – aber zwei Babys wurden voll ausgetragen und gesund geboren. Die »Zeugung im Reagenzglas« wird inzwischen überall praktiziert. In einigen amerikanischen Bundesstaaten wählen einige Gynäkologen einen Weg, kinderlosen Ehepaaren zu einem Baby zu verhelfen, der noch größere ethische und juristische Fragen aufwirft: Sie befruchten auf künstlichem Wege eine fremde Frau mit dem Samen eines Mannes, der mit einer unfruchtbaren Frau verheiratet ist. Die »Ersatz-« oder »Surrogat-Mutter« wird das Kind sofort nach der Geburt abgeben. Die Entschädigung der Frau für die Schwangerschaft und die Abgabe des Kindes, das immerhin zur Hälfte auch ihr eigenes ist, liegt gegenwärtig zwischen umgerechnet 15 000 und 50 000 Mark. Experimentiert wird auch mit der Verpflanzung von menschlichen Embryonen. Damit wäre es zum Beispiel möglich, das Baby einer Schwangeren, die immer wieder zu Fehlgeburten neigt, von einer »Ersatzmutter« austragen zu lassen.

Die Wechseljahre

Die Veränderungen, die in dieser Zeit in der Frau vorgehen, beschreibt die Heilige in »Ursachen und Behandlung der Krankheiten« erstaunlich präzise:

> Vom fünfzigsten, zuweilen auch erst vom sechzigsten Lebensjahre ab wird die Frau an den fensterähnlichen Orten [»fenestralia local«] verengert und nimmt dort zu, so daß der Bach des Monatsflusses in seine Behausung, das heißt: in die Glieder wieder zurückkehrt wie ein Acker, der nach langer Bewirtschaftung nun keinen Samen für Frucht und Getreide mehr aufnehmen, keimen lassen oder zur Reife bringen kann, außer Blumen und anderen guten Gräsern. Dieser Zustand währt beim Weibe bis zum achtzigsten Lebensjahr ... Vom fünfzigsten oder bei einigen Frauen zuweilen vom sechzigsten Lebensjahre ab hören die Monatsflüsse auf, und die Gebärmutter beginnt sich zusammenzufalten und zusammenzuziehen, so daß sie weiter keine Nachkommenschaft empfangen können, wenn es sich nicht einmal ereignet, daß eine Frau infolge irgendwelcher Überflüssigkeit vielleicht einmal zwischendurch bis zum achtzigsten Lebensjahre ein Kind empfängt. Bei diesem aber wird immer einmal irgendein Mangel zutage kommen, ebenso wie es bei denen häufig vorkommt, die vor dem zwanzigsten Jahre als zarte Dirnen in ihrer Zartheit empfangen und gebären. Vom achtzigsten Jahre ab wird

die Frau von ihren Kräften zum Schwinden gebracht,
wie der Tag, der zur Neige strebt.

Dies ist eine Sicht dieses Lebensabschnittes, der auch heute noch gültig ist. Zu Beginn des sechsten Lebensjahrzehnts stellen im Leben der Frau die Eierstöcke ihre Produktion ein. Im Laufe von Monaten oder Jahren richtet sich der Körper auf die veränderten Bedingungen ein. Das Klimakterium (oder die Wechseljahre) beginnt bei Mitteleuropäerinnen durchschnittlich im Alter von 51,4 Jahren. Es kann aber auch durch Krankheiten oder vorzeitige Alterserscheinungen wesentlich früher eintreten oder durch eine operative Entfernung der Eierstöcke in jedem Alter einer geschlechtsreifen Frau künstlich ausgelöst werden. Bei der großen Rolle, die von Ovarien produzierte Hormone im Körper einer Frau spielen, ist es kein Wunder, daß ihre langsame Abnahme beachtliche Störungen verursachen kann.

Anzeichen: Die Blutungen werden unregelmäßig und unterschiedlich stark. Hitzewallungen und nächtliche Schweißausbrüche treten auf, die Scheide wird trockener. Nur die letzten drei Symptome gelten – wie auf einem internationalen Kongreß über die Menopause in Jerusalem festgestellt wurde, als ausgesprochenes »klimakterisches Syndrom«. Andere Erscheinungen wie Schlaflosigkeit, Nervosität, Müdigkeit, Erregbarkeit und ähnliches geben sich oft, wenn der Patientin durch die Unterdrückung der Hitzewallungen eine ungestörte Nachtruhe geschenkt wird. Zwanzig Prozent der Frauen merken nur am Ausbleiben ihrer Regel, daß sie sich in den Wechseljahren befinden. Ein bis zwei Drittel aller Frauen leiden aber so stark darunter, daß sie sich stän-

dig in ärztlicher Behandlung befinden. Mediziner stellten fest, daß ältere Mütter, die noch kleine Kinder betreuen müssen, oder berufstätige Frauen weniger unter den Erscheinungen leiden als vereinsamte Partnerinnen eines Mannes, dem nur seine beruflichen und privaten Interessen wichtig sind. Von den Lebensumständen ist auch abhängig, wie stark die Frauen unter dem Klimakterium leiden. »Die Angst, nicht mehr konkurrenzfähig und damit überflüssig zu sein«, löst, wie auf dem Kongreß der Deutschen Gesellschaft für Gynäkologie und Geburtshilfe in Hamburg festgestellt wurde, »depressive Verstimmungszustände aus«. Ebenso unterschiedlich beeinflußt das Klimakterium das Sexualleben: Die Erscheinungen gehen vom gesteigerten Verlangen bis zum gänzlichen Desinteresse.
Mediziner unterteilen das Klimakterium in vier Abschnitte:

1. *Prämenopause:* Die Eierstöcke stellen langsam ihre Hormonproduktion ein. Die Schaltstellen im Gehirn, die Hirnanhangdrüse und der Hypothalamus, richten sich nicht sofort darauf ein. Die Hirnanhangdrüse geht für einige Zeit sogar dazu über, im verstärkten Maße ihre Hormone zu produzieren, jene Stoffe, die während der Geschlechtsreife die Eierstöcke angeregt haben. Der gesamte Hormonhaushalt gerät in Unordnung. Besonders der Hypothalamus ist gestört, jener Bereich des Zwischenhirns, der die wichtigsten Regulationsvorgänge des Organismus steuert: Schlaf, Wärmehaushalt, Blutdruck, Atmung, Schweißsekretion u. a. Kein Wunder, daß Wechseljahre-Beschwerden sich in diesem Bereich äußern.
2. *Menopause:* Mit diesem Ausdruck bezeichnen die Ärzte den Zeitpunkt der letzten Regel.

3. *Postmenopause:* Dies ist eine unterschiedlich lange Zeit nach der letzten Regel, die ebenfalls durch die bereits unter dem Punkt »Prämenopause« beschriebenen Beschwerden gekennzeichnet ist.
4. *Senium:* Das Zwischenhirn hat sich auf die fehlenden Eierstock-Hormone eingestellt. Im Laufe der Jahre – das kann sich bis ins achte Lebensjahrzehnt hineinziehen – bilden sich die Geschlechtsorgane etwas zurück.

Die meisten Beschwerden verschwinden, wenn der Arzt die fehlenden körpereigenen Hormone durch entsprechende Medikamente ersetzt. Nur selten verursacht eine Östrogenbehandlung Übelkeit, Blutungen und Erbrechen und muß gestoppt werden. Etwa jede zwanzigste Frau nimmt während des Klimakteriums Hormonpräparate. Da psychische Faktoren eine wesentliche Rolle spielen, verordnen viele Mediziner Beruhigungsmittel. Nach einer Untersuchung der International Health Foundation nimmt jede fünfte Frau im Alter zwischen 40 und 59 Jahren Tranquilizer.
Für viele Frauen stellt sich auch die Frage: Ab wann darf auf die Pille verzichtet werden? Grundsätzlich gilt: Solange Regelblutungen auftreten, muß mit einer Schwangerschaft gerechnet werden. Die älteste Mutter, die in einem großen Münchner Krankenhaus ein Baby zur Welt brachte, war – ohne daß vorher eine Fertilitätsbehandlung stattgefunden hat – fast 50 Jahre alt! Ärzte empfehlen, erst dann auf empfängnisverhütende Mittel zu verzichten, wenn die letzte Regel ein halbes Jahr zurückliegt und ein Alter von 50 Jahren erreicht ist. (Dies gilt natürlich nicht, wenn die Wechseljahre zweifelsfrei früher eingetreten sind und die letzte Regel dann schon ein Jahr zurückliegt.)

Die Krankenpflege

»Hildegard hat ihre medizinischen Schriften für die leidenden Menschen geschrieben«, sagt ihr Biograph Dr. Eduard Gronau. Er meint aber zugleich: »Fest steht, daß sie keine eigene medizinische Praxis ausgeübt hat und keine medizinischen Forschungen betrieben hat.«
Dies ist eher unwahrscheinlich. Die Klöster waren die einzigen Institutionen, die zu Hildegards Zeiten für die medizinische Betreuung zur Verfügung standen. Hildegards Empfehlungen – Krankheitsvorbeugung durch den Körper stärkende Diät und auch durch eine vernünftige Lebensführung (»Lebensstil-Medizin«) – waren eine der Säulen der Klostermedizin. Dies ist aus verschiedenen Gründen leicht verständlich. Insbesondere wenn wir uns die Lebensumstände vergegenwärtigen, wie sie im Mittelalter – als die Krankenanstalten der Klöster entstanden – herrschten. Unvorstellbare Hungersnöte quälten die Menschen, es gab Kriege, Seuchen. Ganze Landstriche waren verödet.
Von den Ärzten erwartete die Bevölkerung im frühen Mittelalter noch nicht viel. Angesiedelt waren sie – wie der berühmte deutsche Medizinhistoriker Professor Heinrich Schipperges einmal erklärte – »zwischen der Jagdkunst und der Theaterkunst«. Bartscherer traten damals als »Chirurgi« auf – was für Patienten oft schlimme Folgen hatte. Da verließ man sich schon lieber auf die Kenntnisse der Mönche und Nonnen, damals die Mittler zwischen der antiken Medizin und den Erkenntnissen in unserem Kulturkreis.

Auch waren die Angehörigen der Klöster nicht ganz so körperfeindlich eingestellt, wie es heute aussieht. Die Betreuung der Seele wurde zwar immer als vorrangig angesehen, doch der Körper galt – wie auf Seite 13 schon dargestellt – als Partner dieser Seele und bekam deshalb jede Pflege, zu der man fähig war.
In den Klöstern verließ man sich bei der Betreuung der Kranken zuerst immer auf die eigenen Kenntnisse. Nicht nur bei Hildegard von Bingen. Dies geht zum Beispiel auch aus den Ordensregeln der Schwestern des heiligen Elisabethordens hervor. Dort heißt es: »Zum Ersten soll man Sorge tragen vor die Seel, alsdann Achtung geben auf die Beschaffenheit der Kranken, damit sie mit Speis und Trank zurecht verpflogen werden ...« Erst dann heißt es: »... und wann es vonnöten, den Doktor berufen lassen.« Die Elisabethinerinnen gehörten und gehören auch heute noch neben den Ursulinerinnen, Salesianerinnen, den Barmherzigen Schwestern, den Diakonissinnen oder den »Barmherzigen Brüdern«, den Augustinern, Dominikanern und Franziskanern zu den bekanntesten Krankenpflegeorden.
Was diese Orden in den folgenden Jahrhunderten für die Kranken taten, wurde erst bewußt, als man im Zeitalter der Säkularisation ihre Häuser für kurze Zeit schloß. In einem bayerischen »Kommissionsgutachten« aus dem Jahre 1809, das der Schließung der klösterlichen Krankenanstalten vorausging, hieß es zum Beispiel: »Der Genius unseres Zeitalters scheint sich mit religiösen, aus der Vorwelt auf uns übergangenen Institutionen nicht zu vertragen. Erziehung, Denkart und Handelsweise haben durch Ereignisse der Zeit eine den strengen Begriffen und willfährigen Aufopferungen nicht mehr so günstige Wendung genommen.«

Bald merkte man, daß dies ein Fehlurteil war. Die Entscheidung wurde zurückgenommen, und ein paar Jahrzehnte später waren die Orden intensiver in der Krankenpflege tätig als je zuvor.
Wie es in einem mittelalterlichen Kloster – wie jenem von Hildegard von Bingen – zuging, ist aus der Lebensgeschichte des Abtes Wilhelm des Selingen von Hirsau (Schwarzwald) zu entnehmen, die 1868 von M. Kerker verfaßt wurde. Wie in modernen Kliniken gab es im 11. Jahrhundert, zu Zeiten Wilhelms, einen Aufnahmeraum. Ein »Infirmarius«, der damals immer ein Priester oder eine Nonne – nie ein Laienbruder – war, stellte die Diagnose. Dann kam der Kranke in den großen Krankensaal, der meist in dämmrigem Licht gehalten und durch kleine Öffnungen an der Decke ständig mit Frischluft versorgt wurde. Dort wurde der Patient mit Salben und Kräutermedikamenten versorgt, die im Kloster selbst entstanden. Der »Infirmarius« besuchte den Kranken täglich mehrmals, auch nachts. Assistiert von Laienbrüdern und Klosterschülern beobachtete er den Zustand des Patienten und die Wirkung der Arzneien. Bei Krisen mischte der Priesterarzt einen Trank aus Gewürzen und Heilpflanzen, wobei besonders Pfeffer, Zimt, Ingwer, Kamille, Wermut, Baldrian und Honig verwendet wurden – alles Mittel aus dem Heilkräuterschatz Hildegards von Bingen.
Natürlich gab es damals Unterschiede in der Behandlung der Kranken. Ein besonderer Aufwand wurde getrieben, wenn ein weltlicher Herrscher oder ein Kirchenfürst sich gegen Krankheiten schützen oder ein Leiden kurieren wollte. Aber auch Angehörige aus dem »einfachen Volk« wurden bei ernsthaften Erkrankungen behandelt. Was nicht lebensbedrohlich erschien, wurde zu Hause kuriert.

Noch vor dem letzten Weltkrieg war die häusliche Krankenpflege eher die Regel. In späteren Zeiten wurden Kranke oft schon wegen Bagatellerkrankungen in ein Hospital gebracht. Inzwischen gewinnt aber die Pflege in der heimischen Umgebung heute wieder zunehmend an Bedeutung. Dazu beigetragen haben eine verbesserte Wohnsituation ebenso wie Einrichtungen, die man früher nicht kannte und die Kranken unschätzbare Dienste leisten (stunden-, tage- oder wochenweise Pflegekräfte, finanzielle Unterstützung etwa durch die Pflegeversicherung).
Darüber hinaus wurde deutlich, daß ein Klinikaufenthalt nicht ganz ohne Risiko ist (persönliche Wünsche werden nicht immer berücksichtigt, das Leid anderer Menschen kann eine psychische Belastung darstellen, und es besteht erhebliche Infektionsgefahr). Viele Ärzte neigen deshalb dazu, die Klinikaufenthalte abzukürzen.
Immer mehr medizinische Eingriffe oder Heilbehandlungen können heute zudem ambulant durchgeführt werden. Bei gutartigen Brustgeschwulsten beispielsweise kann eine Patientin zwei Stunden nach der Operation wieder nach Hause gehen. Neue Medikamente erlauben es, schwere Fälle von Lungenentzündung zu Hause zu behandeln. Der Wegfall des belastenden Krankenhausaufenthaltes (vor allem für Kinder) fördert das Wohlbefinden der Patienten, notwendige Behandlungen werden oft besser überstanden, die Komplikationsrate ist nicht größer als bei stationär aufgenommenen. Die »Nachsorge« wird dem Hausarzt und den Familienangehörigen überlassen.
Wichtig ist in allen Fällen, bei sterbenden Menschen ebenso wie bei Menschen mit harmlosen Erkrankungen, daß die Angehörigen über die Pflege Bescheid wissen und den Pa-

tienten so die richtige Betreuung zuteil werden lassen. Auch hier helfen die Grundsätze der »Lebensstil-Medizin« der Hildegard von Bingen, die natürlich ihrem Sinn nach in die heutige Zeit übertragen werden müssen.

Wer ständig auf bestimmte Medikamente angewiesen ist – etwa auf blutverdünnende Mittel –, muß von Angehörigen ebenso ununterbrochen überwacht werden, wie dies der »Infirmarius« zu Zeiten der Heiligen tat. Neue Fertigkeiten sind heute in der Krankenpflege gefragt: Früher waren z. B. zur Ermittlung des »Quick-Wertes« (zeigt die richtige »Einstellung« auf) Laboruntersuchungen notwendig. Heute gibt es ein Gerät, das dies in Minuten selbsttätig klärt.

Auch zahlreichen behinderten Menschen kann heutzutage mit einiger Hilfestellung der Angehörigen die Teilnahme am sozialen Leben ermöglicht werden.

Die Frage, wann ein Angehöriger zu Hause gepflegt werden kann, muß heute der behandelnde Arzt entscheiden.

Die überwiegende Mehrzahl der Kranken kann im Rahmen der häuslichen Krankenpflege wieder gesund werden. Mit leichteren Infektionskrankheiten u. ä. kann der Kranke allein zurechtkommen.

Auch bei schwereren Leiden wird der Arzt, wenn möglich, die häusliche Krankenpflege bevorzugen. Selbst für Menschen mit schwersten Behinderungen können, mit Unterstützung von Ärzten und Hilfsorganisationen, heute die medizinischen Möglichkeiten (bei Nierenversagen – regelmäßige Blutwäsche, bei künstlicher Ernährung – tragbare und stationäre Infusionssysteme etc.) für ein Leben innerhalb der Familie geschaffen werden. Für viele Patienten bedeutet dies, wieder ein relativ normales Leben führen zu können.

Im Glücksfall sind es Angehörige, die sich um den Patienten kümmern und die Aufgaben der früheren Klosterschwestern übernehmen.
Ist dies nicht möglich, kann neben dem staatlichen Gesundheitssystem auf eine Vielzahl sozialer Dienste, Nachbarschaftshilfen und Selbsthilfeorganisationen zurückgegriffen werden. Hier hilft die Pflegeversicherung. Die Mitarbeiter der Sozialdienste können für die Zeit der Erkrankung bei der Familie wohnen, tagsüber oder auch nur stundenweise kommen. Viele von der gleichartigen Krankheit Betroffene haben sich zu Selbsthilfeorganisationen zusammengeschlossen. Ehrenamtliche Mitarbeiter machen Hausbesuche, geben Ratschläge für die jeweilige Situation und die seelische Betreuung.
Bei länger dauernden Beschwerden oder ansteckenden Krankheiten wird man versuchen, durch Umräumen der Wohnung die günstigste Lösung finden. Wenn möglich, sollte das Zimmer in der Nähe der übrigen bewohnten Räume sein (Gegensprechanlage), Fenster (etwas Aussicht), und zwar gen Süden haben (günstige Sonneneinstrahlung). Persönliche Gegenstände, Raumschmuck, Bücher, Radio, eventuell ein Fernsehgerät, Hobbyutensilien, bei kleinen Kindern Spielsachen bleiben im Raum.
Darf der Kranke aufstehen, sollte das Bett so stehen, daß er Fensterbretter oder Möbel zum Abstützen erreicht. Kann der Patient für einige Stunden täglich in einen anderen Raum umziehen, kann in dieser Zeit das Krankenzimmer gelüftet und gereinigt werden.

Manche Patienten müssen eine spezielle Diät einhalten, andere können sich ganz normal ernähren. Spricht nichts dagegen, können Gerichte aus Dinkel, eine der Säulen der Hildegard-Medizin, den Patienten kräftigen.
Viele Kranke leiden unter dauernder Appetitlosigkeit. Für sie soll das Essen besonders abwechslungsreich sein, ansprechend angerichtet werden und alle wichtigen Vitamine und Mineralstoffe enthalten.
Kalte Teeauszüge oder heiße Teeaufgüsse aus Enzianwurzeln, Lavendelblüten, Melisse, Schafgarbe oder dem bitteren Tausendgüldenkraut sind appetitfördernde Maßnahmen im Sinne der Hildegard-Medizin. Wichtig ist außerdem: An den Zustand des Gebisses denken sowie keine schwer verdauliche Kost (fettes Fleisch, Sardinen, Kraut, Erbsen etc.) servieren.
Wer nicht selbst essen kann, wird gefüttert. Flüssigkeiten bekommt der Kranke notfalls mit einer Schnabeltasse oder mit einem Trinkhalm.
Äußerst wichtig für Kranke ist eine gut funktionierende Verdauung – und die Beobachtung der Verdauungsprodukte. Die meisten Kranken können zur Toilette gehen oder haben einen »Toilettenstuhl« im Zimmer. Darf oder kann der Kranke das Bett nicht verlassen, ist die Gefahr einer Verstopfung weit größer.
Urinflaschen erleichtern Männern das Urinieren. Die Beobachtung des Harns ist ein wichtiger Teil der Hildegard-Medizin. »Was der Mensch trinken mag, sei es Wein oder Bier oder Met oder Wasser: jeder Harn zeigt die Beschaffenheit seiner Gesundheit oder Krankheit an, von welchem Ge-

tränk er auch herkommt, und der eine Harn ist nicht besser als der andere, weil aller Harn aus der Hefe des Körpers herstammt, auch wenn das eine Getränk mehr geschätzt wird wie das andere«, heißt es in »Ursachen und Behandlung der Krankheiten«. »Wenn aber ein Mensch kalt und von der gichtischen Lähmung befallen ist, wenn er krank zu Bett liegt, so ist sein Harn weiß, wie der Schaum von neuem Most, und dicklich wie der Wein vom Schütteln, wenn er gefahren wird.«

Wichtig für heutige Krankenpfleger: Eine rötliche oder bräunliche Verfärbung muß immer dem Arzt mitgeteilt werden. Es könnte Blut im Urin sein. Die Kontrolle einer frischen Urinprobe des Patienten im Labor schafft dann Klarheit über eine eventuelle Erkrankung entzündlicher oder anderer Art. Manche Medikamente führen zu einer harmlosen Verfärbung des Urins.

Sehr vielfältige Störungen gibt es beim Wasserlassen. Es kann schmerzhaft sein, mit Brennen einhergehen, zu häufiger Drang zum Wasserlassen auftreten.

Bei schweren Krankheiten wie zum Beispiel beim Herzinfarkt kommt es manchmal bei Männern zu einer Unmöglichkeit, Wasser zu lassen, zu einer Harnsperre.

Bei bestimmten Nervenerkrankungen ist oft das Halten des Wassers unmöglich. Es kommt zu Harnträufeln.

Treten Störungen beim Wasserlassen neu auf, muß der Arzt verständigt werden.

Nimmt die Urinmenge auffällig ab, muß auch eine genaue Untersuchung der Ursache eingeleitet werden. Liegen mechanische Hindernisse im Harntrakt vor? Ist die Nierenfunktion gestört?

Ebenso wichtig bei der Beobachtung des Kranken sind die

festen Ausscheidungen. Für den Stuhlgang wird ein mit heißem Wasser angewärmtes Steckbecken unter das Gesäß des Patienten geschoben. Kann dieses nicht angehoben werden, wird der Kranke auf die Seite gerollt, die Steckpfanne plaziert und anschließend der Patient so zurück bewegt, daß er auf der Pfanne liegt. Kann sich der Patient etwas aufrichten, erleichtert dies den Stuhlgang. Die ganze Prozedur sollte nicht zu lange dauern, da sich am Gesäß leicht Druckstellen entwickeln. In Hildegards Werk gibt es eine längere Abhandlung mit dem Titel »Von der Unbeweglichkeit der Erde und der Ausscheidung des Stuhles«. In ihr wird dargestellt, wie aus der Art und dem Geruch des Stuhles auf eventuelle lebensbedrohliche Situationen (auch Todesanzeichen) geschlossen werden kann. Dies war nur im Mittelalter von Bedeutung, wo es – im Gegensatz zu heute – wenige anderweitige Diagnosemittel gab.

Freilich, nicht jede Änderung der Darmausscheidung ist Anlaß zur Sorge. Bestimmte Nahrungsmittel (Milch, Spinat, Medikamente) verändern das Aussehen des Stuhls. Schwarze Farbe beispielsweise kann aber auch bedeuten, daß Blut aus dem Magen und der Speiseröhre beigemengt ist. Hellrote Blutbestandteile in den Darmausscheidungen deuten eher auf Hämorrhoiden, weißer Stuhl tritt bei bestimmten Lebererkrankungen auf. Gegebenenfalls sollte also ebenso eine Probe für die Laboruntersuchung aufgehoben werden.

Nicht immer funktioniert die Verdauung. Verstopfung gehört zu den häufigsten Befindlichkeitsstörungen im Krankenbett. Eine »Obstipation« liegt vor, wenn es länger als drei Tage nicht zu einer Stuhlentleerung kam und das Verdauungsprodukt hart und trocken ist. So eine Situation

muß mit einem geeigneten Abführmittel angegangen werden (lesen Sie dazu S. 76ff.).
Erbrochenes und Schweiß gehören ebenfalls zu Ausscheidungen, die wichtige Aufschlüsse über den Zustand des Patienten geben können. Bei Hildegard heißt es zum ersteren:

> Wenn aber ein Mensch übermäßig viele kalte Speisen genießt und gleich darauf warme, jedoch so, daß die kalten Speisen die Überhand über die warmen behalten, oder wenn er übermäßig viele flüssige in sich auf nimmt, so daß die flüssige Nahrung die trockene an Menge weit übertrifft, dann hat der Mensch infolge dieser einander widerstrebenden Anstürme in seinem Magen oft an Erbrechen zu leiden, weil er auf diese Weise keine Verdauung haben kann. Deshalb soll der Mensch seine Nahrung in Kälte und Wärme richtig eingestellt aufnehmen, damit er sich nicht selbst durch das Erbrechen schadet. Die aber infolge irgendeiner Krankheit und wegen unordentlicher Ernährung am Erbrechen leiden, sind inwendig im Magen kalt, so daß sie die Wärme nicht in sich haben, daß die Nahrung in ihnen bis zur völligen Verdauung gekocht werden kann. Dann steigen die nur halb gekochten Speisen wieder in die Höhe, weil sie nicht zu ihrem Austritt hinab steigen können. So hat der Mensch viele Beschwerden durch das Erbrechen auszuhalten.

Aus der Sicht der heutigen Ärzte wird Erbrechen durch chemische, humorale, reflektorische oder psychische Reize ausgelöst. Magenfundus, Magencorpus und Mageneingang sind schlaff, die Magenhöhle und der obere Abschnitt des Dünndarms stark zusammengezogen, die Stimmritze ge-

schlossen, der Kehlkopf und der weiche Gaumen angehoben. Das Zwerchfell geht tief, und die Kontraktion der Bauchmuskulatur preßt den Mageninhalt heraus.
Dem Kranken wird am besten durch das Bereithalten einer Nierenschale und ein Zur-Seite-Drehen des Kopfes geholfen. Der Inhalt muß sorgfältig auf Farbe und Beschaffenheit (unverdaute Nahrung, bloßer Magensaft, saurer Geruch, Geruch nach Harn, beigemengter Kot, blutig) kontrolliert, die Häufigkeit und die Art und Weise des Erbrechens (»schwallartig«, »stoßartig«) müssen genau beobachtet werden (wichtige Aufschlüsse über die Ursache für den Arzt).
Nicht immer deutet Erbrechen auf eine schwere Krankheit hin, manchmal kann eine Aufregung daran schuld sein. Bei ungewöhnlich aussehendem Erbrochenen sollte eine Probe davon für den Arzt aufgehoben werden.
Lebensgefährlich ist Erbrechen für einen teilweise oder ganz Bewußtlosen oder einen Menschen, der an einer Lähmung oder Teillähmung der Schlundmuskeln leidet. Erbrochenes kann in die Luftröhre gelangen und die Atmung verlegen oder auch später zu einer vielleicht tödlichen Lungenentzündung führen.
Viele körperliche Erscheinungen und krankhafte Störungen können mit einer Veränderung der Schweißdrüsen-Tätigkeit einhergehen. Bekannt ist zum Beispiel der Schweißausbruch beim »Entfiebern«. Ein Kreislaufkollaps kann mit »kaltem Schweiß« verbunden sein, ebenso ein Lungenödem. Neben Angst, Unruhe, Atemnot und Herzschmerzen ist ein Schweißausbruch eine Begleiterscheinung des Herzinfarkts. Eine vermehrte Tätigkeit der Schilddrüse ist mit vermehrter Schweißabsonderung verbunden, eine reduzierte mit einer verminderten.

Doch derartige Diagnosen können vom Laien wegen der vielen verschiedenen Möglichkeiten nicht getroffen werden. Sie bleiben dem Arzt überlassen.
Der Auswurf, das sogenannte Sputum, gibt dem Arzt wichtige Informationen über Krankheiten der Lunge und der Atemwege. Eine gelb-grüne Verfärbung kann zum Beispiel auf Eiterbeimengungen hindeuten, eine rostbraune auf Blut. Auffälliges Sputum kann in einem sterilen, verschraubbaren Glas gesammelt werden, das Sie vom Arzt oder in der Apotheke bekommen.

»Pulsdiagnose« bei Hildegard und heute

Zu den wichtigsten Aufgaben in der häuslichen Krankenpflege gehört die ständige Beobachtung des Patienten. Eine Veränderung (Atmung, Puls, allgemeines Verhalten, Mimik, Gang, Liegeposition etc.) gibt wichtige Hinweise auf sein Befinden. Jeder sollte abschätzen können, ob ein Notarzt gerufen werden muß. Dies war auch Hildegard von Bingen wichtig. In »Ursachen und Behandlung der Krankheiten« heißt es zur Pulsbeobachtung:

> Ist ein Mensch durch irgendeine Krankheit bettlägerig geworden und zeigt er dabei an der Ader an seinem rechten Arm den Puls ordentlich und gleichmäßig, wie ein Mensch, der seinen Atem ordentlich und gleichmäßig einzieht und ausgibt, so wird er leben und nicht sterben. Denn wie groß auch die Schwäche durch die brennenden Fieber der Säfte bei einem Menschen ist, behält seine Seele gleichwohl die Art ihres Hauches geordnet bei sich,

> da sie nicht beabsichtigt, den Leib zu verlassen, und deshalb ist der Pulsschlag der Ader ordentlich und mäßig, weil die Seele dic Ader nicht zum Tode hin bewegt.

Pulsmessung ist an der Speichenschlagader, an bestimmten Stellen am Hals, am Fuß und auch in der Leiste möglich. Eine Beschleunigung oder Verlangsamung (z. B. bei bestimmten Herzkrankheiten) kann auch der Laie registrieren und dem herbeigerufenen Arzt mitteilen.
Pulsmessung am Handgelenk: Sie drücken mit Ring-, Mittel- und Zeigefinger in die oberhalb des Handgelenks befindliche Grube zwischen Speiche und einem Sehnenstrang. Wenn die Finger etwas auf und ab bewegt werden, ist schnell die pulsierende Arterie zu ertasten. Je nach Erfahrung kann man nun – mit Blick auf die Uhr – eine volle Minute zählen oder auch nur zehn Sekunden und das Ergebnis mit sechs multiplizieren.

Die Bewußtseinslage

Veränderungen der Bewußtseinslage zum Negativen hin sind immer dramatische Verschlechterungen (sofortige Alarmierung eines Notarztes). In Hildegards Werk gibt es umfangreiche Erklärungen dazu, die aber – da es heute viel bessere Diagnosemittel gibt – nur noch von medizinhistorischer Bedeutung sind.

> Auch die Stimme, die bei einem Menschen stets einen reinen Klang hatte, zeigt den Tod an, wenn er bis dahin gesund und kräftig war und dann die Stimme etwas heiser wird, der Art, daß der Mensch dann gewohnheits-

gemäß heiser bleibt ohne irgendein sonstiges Leiden, wie wenn eine helltönende Trompete, die stets einen reinen Klang ausgab, heiser wird, wenn sie irgendwie beschädigt wird …

Wenn nämlich bei einem Menschen die Stimme andauernd rein bliebe, so bewirkte dies die andrängende Macht des Bewußtseins, weil dieses lange an seinem Ort ausharren mußte, woher auch der Mensch seine Vernunft hat. Wird er nun, ohne krank machende Veranlassung, andauernd heiser, so bereitet sich die Seele auf den Weg vor, auf dem sie den Leib verlassen muß. Auch die Stimme, die gewohnheitsgemäß bei einem gesunden Menschen ohne gleichzeitige Krankheit stets rauh, wie verdunkelt, war und dann klar wird, so daß jetzt der Mensch, ohne irgendwelche Krankheit, gewohnheitsgemäß eine helle Stimme besitzt, zeigt den Tod an, wie wenn eine unbrauchbare, stets heiser klingende Trompete irgendwie zum reinen Tönen gezwungen wird und, für eine kurze Zeit angeblasen, zwar einen reinen Ton liefert, dieser aber doch bald wieder abfällt und schweigt. Wo nämlich die Stimme eines Menschen ohne eine Krankheit seinerseits rauh ist, da arbeitet die Seele innerlich mehr im verborgenen wie in der Öffentlichkeit außerhalb des Körpers. Deshalb ist auch ein solcher Mensch listig. Ändert sich aber dieselbe Stimme ohne Krankheitsursache zu andauernd heller Klangfärbung, dann verkündet die Seele, daß sie in Kürze den Leib verlassen wird, weil sie sich jetzt außerhalb desselben Körpers offen kenntlich macht, während sie bis dahin im stillen in ihm wirkte. Wenn ein Mensch krank zu Bett liegt, gleichgültig durch welches Leiden er darniedergehalten wird, und das Fleisch im Gesicht aufgedunsen ist wie das Fleisch im Gesicht eines schlafenden Menschen, der aus dem Traum erwacht und wenn seine Augen klar sind wie das Wasser in der Zisterne und etwas wässerig, dann wird er zweifellos von seiner Krankheit nicht mehr gesunden, sondern sterben.

Heute ist es wichtig, dem Notarzt präzise das Stadium einer eventuellen Bewußtseinstrübung zu beschreiben. Drei Grade werden unterschieden: Benommenheit (Desorientierung, herabgesetzte Auffassungsfähigkeit, der Betroffene kann aber angesprochen werden); Ohnmacht oder mittlere Bewußtlosigkeit (Patient ist nicht ansprechbar, reagiert aber auf Schmerzreize); Koma (Patient kann auch durch starke Reizmittel nicht wieder erweckt werden; lebensgefährlicher Zustand, sofortiges Handeln nötig).
Wird der Kranke unruhig, ohne daß wieder Beruhigung eintritt, sollten Sie den Arzt rufen.
Unruhiger Schlaf, Schlaflosigkeit und überlange Schlafdauer können unter Umständen auf Bewußtseinsstörungen hindeuten (Arzt verständigen).
Pupillenreaktion: Die gesunde Pupille zieht sich bei Lichteinfall zusammen und erweitert sich im Dunkeln. Reagiert sie anders, liegen Störungen vor (Notarzt alarmieren).
Atmung: Die Atemfrequenz beträgt normal etwa 15 bis 20 regelmäßige, tiefe Atemzüge pro Minute. Atemgeräusche, eine flache, schnelle Atmung oder eine langsame, tiefe Atmung können schwere Störungen zur Ursache haben (Lungenentzündung, Lungenembolie oder Stoffwechselstörungen – ärztliche Hilfe nötig). Bei Sauerstoffmangel sind besonders die Lippen bläulich und die Haut blaß.

Harmlos ist die »Hyperventilation«, eine krankhaft verstärkte Atemtätigkeit. Im schlimmsten Fall sind Krämpfe die Folge. Meist helfen beruhigendes Zureden und die Aufforderung, sich zu langsamerem Atmen zu zwingen.

Veränderungen des Aussehens der Haut lassen ebenfalls auf den Zustand des Kranken schließen.

Die Haut kann sich kalt anfühlen (nach einem Schweißausbruch), gerötet sein (bei Fieber), blaß (Blutdruckabfall, innere Blutungen, Herzkrankheiten), bläulich (Folge von schwerster Sauerstoffnot bei Atembeschwerden) oder gelb (bestimmte Lebererkrankungen) sein.

Als Effloreszenz werden alle sichtbaren Hautausschläge bezeichnet. Es gibt Primär-Effloreszenzen (entstehen direkt durch eine Krankheit) wie Flecken der Haut, Quaddeln, Knötchen, oberflächliche oder tiefer gelegene Knoten, Blasen, Bläschen oder Eiterbläschen, Zysten und Geschwulste. Sekundär-Effloreszenzen können auf diese folgen: Schuppen, Schwielen, Krusten, Hautabschürfungen, Schrunde, Narben, Hautschwund oder Geschwüre.

Temperatur: Bei seltenen, aber schweren Krankheitsbildern (Schock, hoher Blutverlust) kann der Patient Untertemperatur (unter 36 Grad Celsius) haben. Bei höheren Temperaturen (über 38 Grad Celsius, unter der Achsel gemessen) spricht man von Fieber. Der Bereich zwischen dem Normalwert von ca. 37 Grad und 37,9 Grad wird als subfebril bezeichnet.

Fieber ist eine Begleiterscheinung verschiedenster Erkrankungen (von Infektionen mit Viren und Bakterien, Kollagenosen – Krankheiten, die sich im Bindegewebe abspielen, z. B. Muskelentzündungen –, einiger Krebsformen).

Unterschieden werden bei Hildegard »hitziges«, »tägli-

ches« und »viertägiges« Fieber. Die heutigen Ärzte kennen folgende Unterscheidungsmerkmale: gleichbleibendes, kontinuierliches Fieber; remittierendes Fieber (täglich an- und absteigende Temperaturerhöhung, die ständig über der Norm liegt); intermittierendes Fieber (schwindet stundenweise, um dann wieder anzusteigen); septisches bzw. hektisches Fieber (morgens niedrige, abends hohe Temperaturen); undulierendes Fieber (mit fieberfreien Phasen).
Geht die Temperatur langsam auf den Normalwert zurück, spricht man von lytischem, geht sie schnell, von kritischem Fieberabfall.
Die im After gemessene Körpertemperatur ist im allgemeinen um 0,5 bis 1 Grad höher als die unter der Achsel und 0,2 bis 0,6 Grad höher als die im Mund gemessene.
Messung unter der Achsel: Das Thermometer muß, richtig eingelegt, zehn Minuten am Ort verbleiben. Messung im After (präziser): »Unter Sicht« wird das angefeuchtete Thermometer mit einer leichten Drehbewegung in den After eingeführt (Ergebnis nach drei Minuten).
Alle Ergebnisse sollen am besten auf Millimeterpapier als »Fieberkurve« für den Arzt notiert werden (Formulare im Sanitären Fachhandel). Verwenden Sie keine Quecksilberthermometer (verursachen bei Zerbrechen Vergiftungen).

Pflege alter Menschen

Ältere Patienten haben oft wesentlich länger mit ihren Krankheiten zu kämpfen als jüngere und sind durch zusätzliche Komplikationen gefährdet. Hinzu kommen möglicherweise körperlicher und geistiger Abbau.

Aus mehreren Gründen, menschlichen sowie sozialpolitischen (die Lebenserwartung steigt, ein Pflegeheimplatz kostet heute aber bereits um die 4500 DM), wird die häusliche Betreuung alter Menschen durch verwandte oder familienfremde Pflegekräfte in Zukunft ansteigen.
Leider können körperliche und geistige Gebrechen zu Persönlichkeitsveränderungen führen. Die Pflege wird zu einer schweren Aufgabe. Hier wäre ein weiterer Ausbau des medizinischen, pflegerischen und psychotherapeutisch tätigen Fachpersonals im ambulanten Dienst wichtig, das der Familie bei der häuslichen Krankenpflege zu Hilfe kommt. Nur große Ballungszentren haben viele Einrichtungen wie Sozialstationen mit ambulanten Pflegediensten, »Essen auf Rädern«, Beratungsdienste, Selbsthilfegruppen usw.
Eine Untersuchung von Ulrich Lange zeigt auf, welcher Hilfen alte Menschen durchschnittlich bedürfen: 49,5%: Fußpflege; 37%: ein Bad nehmen; 29%: Anziehen; 27%: Waschen; 24%: Medikamente einnehmen; 20%: auf die Toilette gehen; 69% der Befragten waren im Sehvermögen, 38% im Hörvermögen eingeschränkt. Jeder dritte leidet unter Schmerzen, jeder fünfte an einem »Ausfall kognitiver Funktionen« (geistiger Abbau). Zunehmende Vergeßlichkeit, Intelligenzverlust und Leistungsminderung im Alter bis hin zu schwerwiegenden Persönlichkeitsveränderungen und Schlaganfällen können auf Arterienverkalkung (Arteriosklerose) im Gehirn zurückzuführen sein. Zur Therapie und Vorbeugung werden Knoblauchpräparate (z. B. Kwai-Dragees) eingesetzt (verhindern die Bildung von freien Radikalen).
Zum zeitlichen Aufwand: Laut Untersuchungsergebnissen benötigte jeder siebte mit der Pflege eines älteren Menschen beschäftigte Angehörige dafür täglich zwei Stunden,

vier von zehn Betreuern zwei bis sechs Stunden, und jeder dritte gab an, »Tag und Nacht« beschäftigt zu sein. Jede vierzehnte Pflegeperson mußte jede Nacht aufstehen. Interessantes Detail: »Je größer die Belastung des Pflegenden und damit sein zwangsläufiges Engagement bei der Betreuung des Kranken, desto stärker fühlt er sich mit dieser Aufgabe verbunden und wünscht meist keine Entlastung durch Familienangehörige, ausgebildete Hauspflegekräfte oder institutionelle Betreuung des Kranken.«
Für die Kranken sind es oft »geschenkte Jahre«, da ein Wechsel der Umgebung (z. B. aus der Wohnung ins Heim) häufig zu Resignation und frühem Tod führt.
Eine »Überversorgung« von Kranken ist aber genauso nachteilig wie eine Unterversorgung. Wer älteren Menschen alles abnimmt, macht sie passiv und abhängig. Aufgaben halten hingegen auch geistig rege.

Kranke Kinder

Jede ernstliche Störung erfordert bei Kindern eine sofortige Benachrichtigung des Arztes. Zumeist bleibt es an der Mutter hängen, die Erkrankung für das kleine Familienmitglied so wenig belastend wie möglich zu gestalten. Solange der kleine Patient fiebert, wird er freiwillig schlafen oder ruhen. Sobald die Genesung einsetzt, aber noch Bettruhe eingehalten werden muß, ist Unterhaltung wichtig, ein Vorrat an Kinderspielen und Bastelvorschlägen also ratsam. Die Eltern können hier ihre Phantasie spielen lassen.
Eine weitaus größere Belastung ist die Pflege eines unheilbar kranken Kindes. Glücklicherweise kann man inzwi-

schen in vielen Fällen (Leukämie – früher tödlich) helfen. Neben der Befolgung der ärztlichen Therapieanweisungen bleibt nur, dem Kind die Zeit so angenehm wie möglich zu machen (Unterhaltung und körperliches Wohlbefinden). Kontakt mit anderen Betroffenen kann den Eltern helfen. Untersuchungen (u. a. von Charles Binger, Psychotherapeut in San Francisco) haben gezeigt, daß die meisten kranken Kinder um ihren Zustand wissen und mit ihrem frühen Tod rechnen.

Behinderte

Viele behinderte Menschen könnten zu Hause bei ihrer Familie oder sogar selbständig (Wohngemeinschaft) leben, wenn alle zur Zeit schon angebotenen Hilfsmöglichkeiten genutzt würden. Ein Beispiel: An einer Tagung des VIF (Vereinigung zur Integrationsförderung) in München nahm der Engländer Robin Cavendish teil, der seit einer Kinderlähmung vor 23 Jahren vom Nacken abwärts gelähmt ist und ständig künstlich beatmet werden muß. Eine von ihm selbst entwickelte tragbare Beatmungsausrüstung ermöglicht ihm sogar Auslandsreisen.
Mit Hilfe der modernen Technik und sozialer Einrichtungen kann heute schon vielen Behinderten geholfen werden. Auskünfte erteilen am besten die Selbsthilfegruppen. Natürlich muß noch viel getan werden (psychische und finanzielle Hilfestellungen), dennoch ist es bereits oft möglich, einem behinderten Kind oder Erwachsenen einen Begleiter zu stellen (eventuell sogar »rund um die Uhr«), um die Betreuenden zu entlasten.

Wichtiger Grundsatz: Behinderte wollen nur Hilfe, wenn sie dieser bedürfen. Alles andere erledigen sie lieber selbst – trotz aller möglichen Anstrengungen.

Pflege von Menschen mit geistigen oder seelischen Störungen: Eine große, unter Umständen belastende Aufgabe ist die Pflege von Menschen mit geistigen oder seelischen Störungen, seien diese durch Unfall oder Krankheit bereits in jungen Jahren oder erst im Zuge von Abbauprozessen im hohen Alter verursacht.

Die bereits erwähnte Untersuchung von Ulrich Lange über pflegebedürftige alte Menschen in häuslicher Betreuung fragte auch nach »Fehlfunktionen des Erkennens«. Ergebnis: Beim überwiegenden Teil der Betreuten waren nur »leichte Veränderungen der Persönlichkeitsstruktur« festzustellen – 31% wurden als »vergeßlich«, 36% als »teilweise vergeßlich« bezeichnet. »Unbegründete Ängste« gaben 38% an, »depressive Stimmungslagen« 51,5%, »Mißtrauen« 38%. 12% allerdings hatten Selbstmordgedanken, 4% »tranken im Übermaß Alkohol«.

Glücklicherweise entwickeln sich nur selten schwere Formen der geistigen Abweichung (Wahnformen oder schwere Verwirrtheitszustände). Jeder Kranke kann aber nachts zu »geistern« anfangen, er kann plötzlich abstumpfen, sich für nichts mehr interessieren oder so labil werden, daß er mit Wutausbrüchen und Verzweiflungsszenen seine Umgebung schreckt. Diese Menschen können keinen Augenblick alleine gelassen werden, auch wenn sie zwischendurch wieder »ganz die alten« sein sollten.

Die Wahrung der Intimsphäre: Wenn ein kranker Lebenspartner gepflegt werden muß oder die Erkrankungsdauer absehbar ist, wird sich dieses Problem nicht stellen, wohl

aber bei Eltern, erwachsenen Kindern oder anderen Verwandten.
Bei Dauerkranken und Behinderten spielt die Frage der Partnerfindung und der sexuellen Betätigung eine große Rolle. Schwer Körperbehinderte können durchaus sexuell weitgehend unbehindert sein, umgekehrt können aber auch leichte Körperbehinderungen schwerste sexuelle Behinderungen nach sich ziehen. Derartige Fragen können nur mit großem Taktgefühl gelöst werden.
Als unangenehm empfindet es der Behinderte auch, bei der Intimpflege auf Hilfe angewiesen zu sein. Dazu bietet der Sanitätsfachhandel verschiedene Hilfseinrichtungen für die behindertengerechte Einrichtung von Badezimmern etc. an. Ideal ist es, wenn der Behinderte zum Beispiel in der Badewanne alleine gelassen werden kann. So kann er bei einem angenehmen Vollbad möglichst viele Reinigungstätigkeiten selber vornehmen. Das Vollbad hat zudem den Effekt, daß den Körperteilen im Wasser eine gewisse Schwerelosigkeit vermittelt wird. Dies kann in einigen Fällen zu ungeahnten Bewegungsmöglichkeiten verhelfen.

Verabreichung von Medikamenten

Besonders bei Schwerkranken liegt die Verantwortung, daß der Patient die vom Arzt verordneten Medikamente auch nimmt, beim betreuenden Familienangehörigen.
Die »fünf R's« (die richtige Medizin dem richtigen Patienten zur richtigen Zeit in der richtigen Menge auf die richtige Weise) helfen bei der Verabreichung.
Alle behandelnden Ärzte müssen über alle Medikamente

des Patienten informiert sein (eine gleichzeitige Anwendung verschiedener Arzneimittel kann die Wirkung der einzelnen Präparate verstärken, abschwächen oder ganz aufheben). Die Zeit (vor, mit oder nach dem Essen, nüchtern oder zwischendurch) muß genau eingehalten werden, ebenso wie die zeitliche Abfolge verschiedener Präparate.

Flüssige Arzneimittel: Diese sind relativ leicht zu nehmen und werden sehr schnell vom Körper aufgenommen. Unangenehmen Geschmack beseitigt man durch das Nachtrinken möglichst angenehm schmeckender Flüssigkeit. Ölige Medikamente können (mit Einverständnis des Arztes) mit Tee oder Brühe vermischt werden.

Pillen und Tabletten: Diese müssen entweder im Ganzen geschluckt oder gegebenenfalls auch »zerbröselt« und mit Flüssigkeit vermischt werden. Besonders unangenehm schmeckende Wirkstoffe sind mit einer süßen Hülle versehen. Medikamente, die erst im Darm aufgenommen werden sollen, haben einen »darmlöslichen« Überzug (lösen sich erst dort auf). Beide darf man keinesfalls im Mund zerbeißen.
Die Fachzeitschrift »Ärztliche Praxis« berichtete von einer Untersuchung des Kopenhagener Mediziners Hey und seinen Mitarbeitern zum Tablettenschlucken. Insgesamt 121 Versuchspersonen hatten runde, ovale, große und kleine Tabletten sowie Kapseln im Stehen und Liegen zu schlucken. Das Medikament sollte spätestens in eineinhalb Minuten im Magen gelandet sein. Ergebnis: Bei fast jedem vierten der insgesamt 726 »Test-Schluckakte« trat eine »Passageverzögerung« ein, das Präparat war nach ein-

einhalb Minuten noch nicht im Bauch. Die Betreffenden klagten über Fremdkörpergefühle und Schluckbeschwerden, vor allem wenn die Tablette im Liegen genommen wurde. Tabletten sollten also nur im Stehen oder Sitzen geschluckt werden. Danach noch 90 Sekunden stehen bzw. sitzen bleiben und eine Tasse Flüssigkeit nachtrinken. Ovale Tabletten, kleine oder dichte Kapseln passieren die Speiseröhre am leichtesten. Bettlägerige Patienten sollten möglichst flüssige Medikamente erhalten.

Einträufelungen: Bei Einträufelungen in die Nase (Wirkung lokal oder auf den ganzen Körper möglich) wird der Kopf des Kranken weit zurückgebeugt und leicht in Richtung des Nasenloches gedreht, das gerade versorgt werden soll. Nicht zuviel Flüssigkeit einträufeln (unangenehmer Geschmack)! Bei Einträufelungen ins Ohr wird der Kopf des liegenden Kranken so weit gedreht, daß die Öffnung des Gehörganges ganz nach oben zeigt.
Soll die Flüssigkeit ins Auge gebracht werden, läßt man den Kranken den Kopf nach hinten beugen und nach oben blicken. Das untere Augenlid wird leicht nach unten gezogen, die Tropfen in die innere Augenecke gegeben.

Inhalationen: Inhalieren kann man entweder mit Hilfe eines Inhalationsgerätes (unter 100 Mark), oder man kocht Kamille auf, neigt den mit einem Handtuch bedeckten Kopf über den Topf und inhaliert.

Spritzen in die Muskulatur: Dieses ist ausschließlich den Ärzten und dem dazu ausgebildeten Krankenhauspersonal vorbehalten, außer bei bestimmten Formen der Zuckerkrankheit: Hierbei wird der Patient angelernt, sich die Spritze selbst zu geben.

Infusionen in die Vene: Es ist heute unter bestimmten Voraussetzungen möglich, Menschen, denen etwa große Teile des Darmtrakts entfernt wurden, im Rahmen der Familie künstlich zu ernähren. Dazu Dr. med. J. M. Müller von der Chirurgischen Universitätsklinik Köln: »Generell kann eine PEH (parenterale Ernährung zu Hause) bei allen Patienten in Betracht gezogen werden, die über mehrere Wochen so ernährt werden müssen, sich im Stoffwechselgleichgewicht befinden und sonst keiner speziellen Therapie oder Pflege in einer Klinik bedürfen.«
Vorzüge dieses Systems gibt es zahlreiche, wenn die häuslichen Umstände es erlauben. Die Nährlösung bei Menschen, die überhaupt keine oder kaum normale Nahrung zu sich nehmen können, muß nicht ständig dem Körper zugeführt werden, sondern während 12 bis 16 Stunden täglich, also möglicherweise auch während der Nacht. Der Patient oder ein Angehöriger lernt, das Katheter-Infusionssystem zu pflegen (muß steril sein), es anzulegen, die Infusionslösung zu mischen, Infusionspumpen zu bedienen usw.

Andere Tricks, wie die Medizin in den Magen kommt: Lutschtabletten werden verabreicht, wenn die enthaltenen Wirkstoffe durch die Magensäfte zerstört werden könnten. Beim Lutschen werden sie durch die Schleimhaut unter der Zunge aufgenommen. Diese Tabletten also nicht zerbeißen und schlucken! Vitamine und Mineralstoffe werden meist als Brausetabletten (z. B. Hermes) in Wasser aufgelöst, um die optimale Konzentration zu erlangen.

Die letzten Wochen und Tage eines Menschen – nie braucht ein Mensch Ihren Beistand dringender

»Arzneien für die bisher besprochenen Krankheiten sind von Gott gewiesen und werden den Menschen entweder gesund machen, oder aber er muß sterben, oder Gott will nicht, daß er von seiner Krankheit befreit werde.« So sachlich beschreibt Hildegard von Bingen ihr Verhältnis zum möglichen Tod der Kranken. Sie mußte ihn viel öfters erleben als heutige Heilkundige. Heute kann die Lebenserwartung Schwerkranker dank moderner Diagnosemittel relativ präzise festgestellt werden. Manche wollen darüber sachlich informiert werden – um ihre persönlichen Dinge regeln zu können.

Der überwiegende Teil der Menschen will – wie es früher die Regel war – zu Hause sterben. Nach einer Zeit der Verdrängung des Todes hinter Klinikmauern und des Alleinelassens der Betroffenen sucht man wieder bessere, würdigere Wege. »Sterbekliniken«, in denen sich auch die Angehörigen aufhalten können, gibt es bei uns selten. Die Pflege zu Hause ist eine Belastung, mit der alle fertig werden müssen. Niemand weiß, wie der Betroffene reagieren wird. Gültige Regeln für das Verhalten in dieser schwierigen Situation gibt es deshalb nicht.

Die Wahrheit sagen? Der Wiener Prof. Dr. H. Thaler schrieb in einem Beitrag zum Thema: »Wahrheit am Sterbebett«: »Viele Menschen können nur mit der Hoffnung leben« und »Die Mehrzahl verfügt über eine perfekte wie unglaubliche Fähigkeit, sich ein Gebäude der Selbsttäuschung zurechtzuzimmern«. Sie wollen die Wahrheit nicht wissen. »Sind wir in solchen Fällen wirklich berechtigt, dieses Gebäude einzureißen und die Patienten damit ihrer ›göttlichen Blindheit‹ zu berauben, vor allem dann, wenn wir keinen gleichwertigen Ersatz bieten können?«

Im Kreise der Angehörigen ohne schweren Todeskampf einschlafen. Will ein Mensch zu Hause sterben, ist heute auch der Hausarzt gefordert. Sein Ziel: Der Patient soll möglichst lange sein gewohntes, aktives Leben außerhalb des Bettes führen, wenig Schmerzen und Leidensdruck haben, schließlich im Kreise seiner Angehörigen ohne schweren Todeskampf einschlafen.

Angehörige müssen mit der Situation fertig werden. Das Verhalten der Angehörigen hängt von ihrer Fähigkeit, mit der Situation fertig zu werden, und auch vom Sterbenden selbst ab. Hat er sich mit der Situation abgefunden, oder akzeptiert er sie nicht; wünscht er Gespräche, den Segen seiner Kirche, oder zieht er das Alleinsein vor? Der Todkranke muß in alle Entscheidungen mit einbezogen und bis zum Ende liebevoll gepflegt und betreut werden, auch wenn er nicht mehr ansprechbar ist.

Das Sterbezimmer: Alles soll so zweckmäßig und bequem wie möglich sein. Wichtig sind persönliche Gegenstände, Bilder. Auch wenn sich Menschen mit dem Tod nicht abgefunden haben, möchten sie vielleicht persönliche Dinge »für den Fall« ordnen. Hier sollte man diskret zur Hand gehen, ohne erkennen zu lassen, daß man selbst möglicherweise die Hoffnung für den Angehörigen aufgegeben hat. Der Schwerkranke mag sonst erahnen, wie es um ihn steht.

Doch nicht jeder Mensch kann oder will sich mit dieser Situation auseinandersetzen. Ärzte und Angehörige müssen dies berücksichtigen.

Krankenwache – übernehmen Sie sich nicht! Lückenloser als andere Kranke müssen Sterbende beobachtet werden, daher wird es notwendig sein, eine »Krankenwache« zu organisieren. Angehörige dürfen sich dabei nicht übernehmen. Sie stehen vor schweren Tagen, die nur bei erhaltener eigener Gesundheit bewältigt werden können. Teilen Sie sich die Krankenwache mit nahen Angehörigen nach einem festen Zeitplan, oder erbitten Sie ambulante Pflegekräfte (in den meisten Fällen von den Kassen bezahlt). Die menschlichen Funktionen versagen nicht gleichzeitig. Besinnungslose können oft noch hören. Freundliche Worte, auch Körperkontakte erreichen sie vielleicht und lassen sie glücklicher sterben.

Wer soll davon erfahren – wer darf zum Sterbenden? Im allgemeinen gilt der Grundsatz, jeden so lange wie möglich am sozialen Leben teilnehmen zu lassen. Besuche, die nicht belasten, können empfangen werden. Auch kann es zweckmäßig sein, Nachbarn und Bekannten die Situation anzudeuten, damit diese sich nicht aus Unkenntnis falsch verhalten.

Vieles spricht gegen jede Art von »Sterbehilfe«. Zu den wichtigsten Aufgaben der Ärzte und Pflegenden gehört die richtige Hilfe in den letzten Tagen eines Menschenlebens, die »Sterbebegleitung«, nicht aber jede Art von »Sterbehilfe«. Gegen eine aktive oder passive »Sterbehilfe« spricht der Umstand, daß niemand sagen kann, wann ein Mensch wirklich unrettbar verloren ist.

Der Tod tritt ein. Aussetzen der Atmung, Fehlen des Pulses, weite Pupillen und »Leichenblässe« gelten als unsichere Todeszeichen. Von ihnen spricht schon Hildegard von Bingen. Ein sicheres ist das Eintreten der Leichenstarre, die ein bis zwei Stunden nach dem Tode an den Kaumuskeln im Gesicht beginnt und im Laufe von zwölf Stunden über Hals-, Arm-, Rumpf- und Beinmuskeln fortschreitet. Die Feststellung des Todes ist jedoch ausschließlich Sache des Arztes, der den »Totenschein« ausstellt.

Hildegard, die erste »Umwelt-Ärztin«

Rund sieben bis zwanzig Prozent aller Patienten, die heute in die Praxis kommen, sind durch Umweltgifte erkrankt, schätzen Experten laut einem Bericht der Ärzte-Zeitung. Ausgelöst werden die Leiden durch Stoffe wie Asbest, Formaldehyd, Lösungs- und Holzschutzmittel. Die Folgen, die beim Arztbesuch diagnostiziert werden, sind Allergien, Schleimhautreizungen, Kreislaufbeschwerden sowie schwere Organschädigungen. Doch dies ist nur ein Teilbereich der Umwelterkrankungen.

Nicht immer sind die Folgen so dramatisch. Rund 40 Prozent aller Bundesbürger in der Altersgruppe zwischen 30 und 50 Jahren sind zeitweilig gereizt, angespannt, erschöpft, ruhe- und lustlos, haben Konzentrationsstörungen, Schlafprobleme, Kopfschmerzen, Phänomene wie Herzrasen oder fühlen sich allgemein in der Leistungsfähigkeit beeinträchtigt. Das sind alles noch keine Krankheiten, aber Befindlichkeitsstörungen, die von den Wissenschaftlern kurz »EDS« genannt werden. Die Abkürzung kommt von »environment disbalance syndrome«, was »Umweltbelastungssyndrom« bedeutet. Aber wer nichts dagegen tut, wird krank.

Dr. med. Claus-Schulte Uebbing, ein Mediziner mit einem erstaunlichen Berufsweg (erst Diplom-Geologe, dann Diplom-Forstwirt, schließlich Arzt und Frauenarzt mit Spezialisierung auf Umweltmedizin und Naturheilverfahren sowie Hildegard-Forscher), bezeichnet in seinem Buch *»Hl. Hildegard: Umweltkrankheiten natürlich behandeln«* die

Heilige als »erste Umweltmedizinerin Deutschlands«, weil sie »die gesamte Welt einschließlich aller in ihr wirkenden Gesetze« in ihre Therapie mit einbezöge: »Analysiert man ihr therapeutisches Werk, so steht dieses auf vier Säulen, die nicht nur den Körper stärken und entlasten (Entgiftung, Ausleitung, Abwehrsteigerung), sondern insbesondere auch die Seele (das Gefühl) harmonisieren und den Geist (Verstand, Intellekt, Wissen) mit neuen Impulsen versehen. Basierend auf dem Grundsatz, daß die Seele der Therapie die Therapie der Seele ist, sind die zwei Säulen ›Seele‹ und ›Geist‹ sogar wichtiger als die zwei Säulen ›Körperentgiftung und -abwehr‹.«
Diese Erkenntnis belegen Beispiele aus unseren Tagen. Bei einem Symposium, das in London stattfand (»E-D-S Environment Disbalance Syndrome – Umweltbelastungssyndrom, ein Phänomen und seine Behandlung«), verblüffte einer der Referenten seine Zuhörer mit Fallschilderungen aus einer Region, die überhaupt nicht durch die »klassischen« Verursacher von Umweltbelastungen (Straßenverkehr, Abgase der Industrie, Lärm, Elektrosmog, Leistungsdruck) belastet ist: Medizinalrat Dr. Winfried Wagner, der im idyllischen Wallfahrtsort Mariazell (Österreich) praktiziert, berichtete von Förstern, die scheinbar »das gesündeste Leben schlechthin« führen, aber trotzdem stärker als andere unter Erkrankungen des Magen-Darm-Trakts, an Myokardinfarkten sowie Lungenkrebs leiden und überdies eine enorm hohe Suizidrate haben. Dann brachte er das Beispiel einer 52jährigen Bäuerin, seit vielen Jahren seine Patientin, die plötzlich einen erheblichen Druck hinter dem Brustbein verspürte, Stechen in der Brust und über allgemeine Unlust klagte sowie große Angst vor einem Herz-

infarkt hatte. Intensivste Laboruntersuchungen, inklusive eines 24-Stunden-EKG, brachten keine krankhaften Befunde. Dr. Wagner: »Die Lösung des Problems brachte ein Besuch bei der Patientin. Was hatte sich seit dem letzten Jahr in dieser Familie geändert? Eine Tochter hat geheiratet und lebt nicht mehr am Ort, die zweite hat ein uneheliches Kind zur Welt gebracht, wohnt mit ihm im gemeinsamen Haushalt. Die Bäuerin muß, da eine Tochter weg ist und die andere ihr Kind versorgt, wesentlich mehr arbeiten. Landwirtschaftliche Maschinen müssen bedient werden, alles unter starkem Zeitdruck. Das Enkelkind empfindet sie als anstrengend, insbesondere, weil es nachts immer wieder schreit.« Auch dies seien, so Dr. Wagner, »eine Reihe von Umweltfaktoren«, die plötzlich auf die Frau Einfluß genommen haben: »Trauer, Zeitdruck, Angst, den Aufgabenbereich nicht zu bewältigen, die nächtlichen Ruhestörungen kommen dazu.«

Bei 35 Prozent aller Bundesbürger, so die Privatdozentin Dr. Christine Metzner aus Köln auf dem gleichen Symposium, gehören Schlafstörungen zu den Erscheinungsformen des »Umweltbelastungssyndroms«: »Der Lärm der Umgebung, Ängste, Niedergeschlagenheit führen dazu, daß man abends zwar übermüdet ist, aber nicht einschlafen kann. Die Probleme des Tages werden weiter gewälzt, und am nächsten Morgen wacht man wie erschlagen auf und ist nicht leistungsfähig. Es entsteht ein Circulus vitiosus, der an irgendeiner Stelle unterbrochen werden muß, damit die Leiden nicht chronisch werden.«

Oft ist der Lärm nicht abstellbar, der den Schlaf stört. Auch die Streßbelastung läßt sich nicht immer vermindern. Harte Medikamente, so die Meinung von Dr. Metzner und der übrigen Referenten, seien in diesem Stadium noch nicht angebracht: »Besonders eignen sich Phytopharmaka, die sich durch ein großes, breites therapeutisches Spektrum bei einer äußerst geringen Nebenwirkungsrate auszeichnen.« Als »Mittel der Wahl« nannte Dr. Metzner ein Heilkraut Hildegards von Bingen: Die Melisse bzw. den aus ihr destillierten »Geist«. Auch Dr. Wagner nutzte bei der zitierten Bäuerin den »psychoharmonisierenden Effekt« des Melissengeistes. Dr. Wagner: »Der Erfolg war durchschlagend. Schon vier Tage nach Beginn der Behandlung konnte die Frau das erstemal durchschlafen, und fünf Wochen später war sie völlig beschwerdefrei. Sie nimmt jetzt vorbeugend jeden Tag früh und mittags einen Teelöffel sowie zwei weitere vor dem Schlafengehen, jeweils verdünnt in einer Tasse Kräutertee.«

Privatdozent Dr. Hans-Joachim Graubaum, international anerkannter Umweltmediziner aus Berlin, hat im Rahmen einer klinischen Doppelblindstudie mit 105 Patienten nachgewiesen, daß Melissengeist wirkungsvoll beim »Umweltbelastungssyndrom« hilft: Es kam zu einer raschen und deutlichen Besserung der Beschwerdefelder. Ängstlichkeit, Gereiztheit verschwanden ebenso wie depressive Stimmungen und Nervosität.

Verschiedene Ärztekammern bieten in Deutschland mittlerweile Weiterbildungskurse »Umweltmedizin« an. Zweck ist, so heißt es in einer Musterweiterbildungsordnung, »die Vermittlung, der Erwerb und der Nachweis besonderer Kenntnisse und Erfahrungen in Prävention, Diagnose und Behandlung von Erkrankungen, die mit Umweltnoxen in Verbindung gebracht werden, sowie die Erstellung umweltmedizinischer Gutachten«.

Häufig sind es Arbeits- und Sozialmediziner, die diese Zusatzbezeichnung »Umweltmedizin« erlangen. Wichtig wäre es aber, daß möglichst viele Hausärzte sich um die Umweltmedizin kümmern und kompetente Ansprechpartner für ihre Patienten sind. Der Leidensdruck von Männern und Frauen, die sich »umweltkrank« fühlen, bei denen aber – wie bei der erwähnten Bäuerin – nichts Organisches nachzuweisen ist, kann sehr groß sein. Bei einer »umweltmedizinischen Sprechstunde«, angeboten von einer bayerischen arbeitsmedizinischen Poliklinik, tauchten Patienten auf, die in ihrer Verzweiflung während der letzten zwölf Monate durchschnittlich 20, in Einzelfällen sogar über 100 Allgemein- und Fachärzte aufsuchten! Mediziner, die sich an den Heilweisen der heiligen Hildegard orientieren, könnten ihnen so viele Umwege ersparen!

Der Heilkräuterschatz Hildegards

Manche Empfehlungen der Heiligen sind heute schwer nachzuvollziehen. Etwa jene, die gegen »Zauberei« und ähnliches helfen sollen. Dabei muß man jedoch berücksichtigen, daß die Anwendungsweisen vor allem für den mittelalterlichen Menschen geschrieben wurden, der an Geister und Dämonen glaubte. Wer überzeugt war, »verzaubert« worden zu sein, konnte sicher durch ein »Zauberkraut« wieder geheilt werden. Die pflanzlichen Heilmittel Hildegards von Bingen stellen dagegen einen unbezahlbaren Wissensschatz dar, aus dem unsere Großeltern und Urgroßeltern teilweise noch schöpften. Sie hatten ja zu ihrer Zeit meist nichts anderes als pflanzliche Heilmittel. Und mit ihnen erzielten sie oft erstaunliche Heilerfolge. Mit den sensationellen Fortschritten der Pharmaindustrie war vieles davon zu Unrecht in Vergessenheit geraten. Eine Maßnahme des Gesetzgebers, das Arzneimittelgesetz von 1976, hat aber dazu beigetragen, daß die Wirksamkeit vieler Heilpflanzen, die Hildegard von Bingen aufführt, jetzt auch mit naturwissenschaftlichen Methoden nachgewiesen wurde.

Das jetzt gültige Arzneimittelgesetz schreibt vor, daß alle in den Bereich der sogenannten Phytopharmaka fallenden Heilmittel sowohl »wirksam« als auch »unbedenklich« sein müssen. Sie benötigen eine sogenannte Standardzulassung. Viele der »Hildegardpflanzen« haben sie bekommen. Hier eine Auswahl der »Hildegardkräuter«. Dargestellt sind sowohl die Empfehlungen der Heiligen als auch die

Einsatzgebiete in der Volksmedizin vor und nach ihrer Zeit, die Bedeutung der betreffenden Pflanzen für Volksbräuche (zur Verdeutlichung ihres Ansehens) und die aus heutiger Sicht gültigen Anwendungsempfehlungen nach den strengen Richtlinien des Bundesamtes für Arzneimittelsicherheit (früher Bundesgesundheitsamt).

Anis *(Pimpinella anisum)*

Hildegard von Bingen verordnete diese Heilpflanze bei Menstruationsbeschwerden. Dioskorides, einer der großen Ärzte des Altertums, lobte die Anisfrüchte als schmerzstillend, harntreibend sowie – zutreffenderweise – als blähungstreibend. Celsus empfahl Anis ebenfalls bei Blähungen. Die berühmte Schola salernitana beschreibt im 6. Jahrhundert Anis folgendermaßen: »Das Gesicht und Magen Anis stärkt, je süßer, je besser Nutz er wirkt.«

Medizinisch genutzt werden: die reifen Früchte der Anispflanze, die etwa zwei Millimeter lang sind. Hauptwirkstoff ist das ätherische Öl der Anisfrüchte. Es besteht zu 80 bis 90 Prozent aus Anethol (wird durch Ausfrieren gewonnen). Die Inhaltsstoffe der Anisfrüchte lösen den Schleim, fördern des Auswurf (vermutlich, weil sie die Funktion der Flimmerhärchen in den Bronchien anregen), lösen Krämpfe und sind blähungstreibend. Bei Frauen, die geboren haben, kann das ätherische Öl der Anisfrüchte außerdem die Milchdrüsen anregen. Den typischen Geschmack nutzen Bäckereien zur Herstellung von Anisplätzchen und Produzenten von Alkoholika zur Destillation diverser Getränke (»Anisette«, »Ouzo«, der griechische Anisschnaps).

Risiken: Selten können allergische Reaktionen der Haut auftreten.

Rezeptbeispiele: Für die heute zweckmäßigen Anwendungsgebiete einen Teelöffel Anisfrüchte mit 150 ml kochendem Wasser übergießen und etwa 10 bis 15 Minuten ziehen lassen. Vom Anisöl sollen jeweils vier Tropfen (0,1 Gramm) genommen werden.

Baldrian *(Valeriana officinalis L.)*
Er gehört zu den Pflanzen, die aus heutiger Sicht von Hildegard von Bingen nicht ganz zutreffend eingesetzt wurden. Die Heilige empfahl die Pflanze unter anderem als Gichtmittel und gegen Rippenfellentzündung. Nach der Legende wuchs der Baldrian aus den Blutstropfen, die vom gekreuzigten Heiland auf den Boden fielen. Auch nach den Zeiten der heiligen Hildegard wurde die »Tinctura valerianae« bei vielerlei Beschwerden gegeben, nur nicht, wie heute, gegen »Nervosität«.
Erst im 18. und 19. Jahrhundert wurde der beruhigende Effekt dieser Heilpflanze entdeckt und erforscht. Erst in jüngerer Zeit, in den Jahren 1966/67 gelang es, die inzwischen schon lange durch die Erfahrungsmedizin bestätigten Wirkungen wissenschaftlich nachzuweisen. Baldriantee aus Wurzeln oder Tinktur daraus in den verschiedenen Arzneiformen ist also heute in erster Linie ein Beruhigungsmittel und dabei auch konzentrationsfördernd. Für alle anderen Indikationen, auch jene, die Hildegard erwähnt, wurde noch keine Begründung gefunden.

Basilikum *(Ocimum basilicum L.)*
Basilikum war Bestandteil eines Mittels gegen Läuse: »Wenn Läuse innerlich einen Menschen im Leib schädigen, so daß sie nicht aus ihm herauskommen.« Pharmakologen

zählen heute das in erster Linie als Küchengewürz bekannte Kraut zu den Gewürzdrogen. Daß die Pflanze, die im südlichen Asien und vor allem in den Mittelmeerländern, aber auch in Amerika heimisch ist, früher eine der begehrtesten Heilpflanzen war, beweist der griechische Beiname »basilikon«, das »Königliche«.
Auch die alten Ägypter kannten bereits Basilikum. So fanden sich Kränze aus diesem Kraut in den Totenkammern der Pyramiden. Die römischen Schriftsteller Plinius der Ältere (23–79 n. Chr.) und Aulus Cornelius Celsus (1. Hälfte des ersten Jahrhunderts) haben seine Wirkung gelobt. Der letztere rechnete Basilikum zu den »scharfen Stoffen«, besonders geeignet zur Förderung der Verdauung und der Harnabsonderung. Plinius meinte, es sei besonders wirkungsvoll, wenn es unter Fluchen und Schimpfen gesät wird.
In größeren Mengen gilt Basilikum seit alters als »liebesförderndes Mittel«, und zwar nicht nur in den Ländern, in denen es von Natur aus heimisch ist, sondern auch bei uns. Unzählige volksmedizinische Werke verweisen darauf. Außerhalb Europas wurde Basilikum auch für Liebeszauber verwendet. So streuen in der Karibik Ehefrauen untreuen Gatten heimlich Basilikumpulver auf die Brust und sind dann sicher, daß die Seitensprünge aufhören. Dort räuchert man auch mit Basilikum, weil dieses der Liebesgöttin Erzuli zugeordnet wird. Als sehr anregend gilt auch ein Bad, dem Basilikumöl beigegeben wird.
Medizinisch genutzt wird: in unserem Kulturkreis vorwiegend das Kraut. Man verwendete aber auch Basilikumpulver und Basilikumöl.
Wirkstoffe sind: ätherische Öle, Gerbstoffe, Säuren und Vitamine.

Besonders im Mittelmeerraum werden Aufgüsse aus Basilienkraut bei Verdauungsproblemen genommen. Wirft man einige Blätter in ein Wasser, so wird dieses nicht brackig – ein Hinweis auf antiseptische Eigenschaften. Beim Ritus der orthodoxen Kirche wird Basilikum deshalb auch für die Wasserweihe benötigt. Fliegen können »Basilienkraut« nicht ausstehen: Ein Blumentopf mit der Pflanze in der Küche – und die lästigen Insekten nehmen Reißaus.
Rezeptbeispiele: Tee: Etwa einen Teelöffel voll Basilikumkraut, frisch oder getrocknet, mit heißem Wasser (rund eine Tasse, etwa 150 Milliliter) übergießen und nach etwa zehn bis fünfzehn Minuten durch ein Teesieb filtrieren. Salat: Sie können sich aus Basilikum auch einen Salat bereiten. Verwenden Sie nur die zarten Teile der Pflanze. Machen Sie alles mit etwas Öl an.

Beifuß *(Artimisia vulgaris)*
Dieses Kraut zählt zu den Marienpflanzen. Die Bezeichnung »Mutterkraut« weist darauf hin, daß man das Kraut bei Frauenleiden anwandte. Die alten griechischen Ärzte verwendeten Beifuß auch in der Geburtshilfe. Beifuß enthält wie der Wermut Thujon, das in größeren Mengen als Abtreibungsmittel wirken würde. Altem Volksglauben nach vertreibt das Kraut böse Geister. In einer Nürnberger Schrift aus dem 15. Jahrhundert heißt es zum Beispiel: »Bibes, also Beifuß soll er tragen, so wird er nicht müd' auf dem Weg und der Teufel kann ihm auch nicht schaden – und wenn jemand in dem Haus litt, Beifuß vertreibt den Zauber.« Ätherische Öle (in den Blättern Thujon und Cineol), Bitterstoffe, in den Wurzeln auch Gerbstoffe wirken appetitanregend und verdauungsfördernd. Diese Indikation fin-

det sich auch bei Hildegard von Bingen, für ihre anderen Anwendungen haben wir heute keine Erklärung.

Beinwell *(Symphytum officinale)*

Der Beinwell ist eine in Europa weit verbreitete Pflanze. Die heilige Hildegard empfiehlt sie zum innerlichen und äußerlichen Gebrauch bei Geschwüren und Eingeweidebrüchen. Nach ihrem Rezept wird Beinwellkraut mit Sellerie in gutem Wein gekocht und auf den Bauch gelegt und der Wein mit Honig und Zitwer versetzt getrunken. Es heißt dann: »Diesen Wein soll er immer trinken, bis er geheilt wird, weil die Kälte des Beinwells im Verein mit der Wärme des Weines den Riß wieder zusammenzieht.«

Als »Wallwurzel«, »Schwarzwurz« gehört der Beinwell seit Jahrhunderten zu den wertvollsten Heilkräutern der Volksmedizin. Schon früh wurde Beinwellbrei, äußerlich angewandt, zur Heilung von Knochenbrüchen verwendet.

Medizinisch genutzt werden: Wurzeln, Blätter und Kraut.

Wirkstoffe sind: Schleimstoffe, Gerbstoffe, Allantoin. Allantoin fördert die Bildung von Granulationsgewebe, das über Verletzungen entsteht, und begünstigt damit die Wundheilung. Außerdem fördert es die Regeneration der Hautzellen. Die Schleimstoffe wirken reizmildernd. Anwendungsgebiete sind aus heutiger Sicht Prellungen, Zerrungen, Quetschungen und Verstauchungen.

Folgende Risiken sind zu beachten: Einige Alkaloide (z. B. Pyrrolizidinalkaloide) können, über lange Zeit angewandt, gefährlich werden. Deshalb beschränkt die 1989 vom früheren Bundesgesundheitsamt verabschiedete Monographie die Tageshöchstdosis auf ein Milligramm Pyrrolizidinalkaloide und die Behandlungsdauer auf vier bis sechs Wochen

pro Jahr. Die Anwendung soll nur auf intakter Haut erfolgen. Schwangere dürfen Beinwell-Präparate nur nach Rücksprache mit dem Arzt anwenden.
Rezeptbeispiel: Tee (zur äußeren Anwendung, z. B. für Umschläge): Etwa einen halben bis einen Teelöffel Beinwellwurzel oder -kraut, frisch oder getrocknet, mit heißem Wasser (eine Tasse, etwa 150 Milliliter) übergießen und nach etwa zehn bis fünfzehn Minuten durch ein Teesieb filtrieren. Beinwellinhaltsstoffe sind auch in Salben enthalten.

Bibernelle *(Pimpinella saxifraga)*
Sie gehört zu den geheimnisvollen Zauberpflanzen, die Menschen der Sage nach von Feen oder ähnlichen überirdischen Wesen gegen Krankheiten empfohlen wurden. Hildegard verwendete sie auch in Kombination mit anderen Pflanzen. Bibernellsaft wird mit Extrakten der Osterluzei sowie der Wolfsmilch und des Ingwers in kleine, aus Weizenmehl hergestellte Kuchen eingemischt und »in der Sonne oder im schon beinahe abgekühlten Backofen« getrocknet. Bei Verdauungsbeschwerden »bringt die Wärme der langen Osterluzei, die ziemlich stark und ziemlich scharf ist, durch die Kälte der Bibernelle gemildert, die schlechten Säfte im Menschen in Bewegung«. Interessant ist die Osterluzei als abwehrstärkende Arznei. Sie enthält Aristolochiasäure, die die Körperabwehr gegen eindringende Bakterien zu aktivieren vermag. Leider mußten die Medikamente wieder aus dem Verkehr gezogen werden, weil sich Aristolochiasäure im Tierversuch als krebserregend herausgestellt hat. Die heilige Hildegard verwendete auch kleine Kuchen aus Bibernelle, Kümmel, Pfeffer und Mehl, gebacken gegen Erbrechen. Heute bekannte Wirkstoffe der

Bibernelle sind Cumarine, ätherische Öle, Gerbstoffe, Saponine und Bitterstoffe. Sie wirken leicht harntreibend, auswurffördernd bei Husten und Verschleimung und haben möglicherweise Einfluß auf die Menstruation. Tee wird heute noch bei Erkältungen, aber im Sinne Hildegards auch bei Magen-Darm-Problemen empfohlen.

Birke *(Betula pubescens,* Moorbirke, und *Betula pendula Roth,* Hänge- oder Weißbirke)

Die heilige Hildegard praktizierte auch das Anbringen von Brennkegeln bei Kopfschmerzen, Rückenschmerzen und Eingeweideschmerzen.

> Das Anbringen eines Brennkegels ist zu jeder Zeit gut und nützlich, weil es, mit Vorsicht ausgeführt, die unter der Haut befindlichen Säfte und Schleime vermindert und den Körpern Gesundheit bringt. Es paßt für junge und alte Leute.

Diese Heiltechnik ist heute noch in Ostasien üblich.
Wer einen Brennkegel setzt, soll ein Tuch aus Hanf nehmen, dasselbe drei- bis viermal in Wachs eintauchen und darauf Birkenrinde legen, weil diese mit dem Wachs zusammen fest auf der Brennwunde haftet, und auf die Wunde auflegen, so, daß das Tuch überall ein Stück über die Rinde hinausreicht. So hält das Tuch den Gestank der Brennwunde zurück, so daß er nicht weitergeht …
Die Volksmedizin kennt noch zahlreiche weitere Anwendungsgebiete, von denen Hildegard nicht spricht. Nach altem Aberglauben sollen bei einem »zu anstrengenden Sexualleben« die Haare ausfallen (was natürlich Unsinn ist). Man verwendete Birkensaft innerlich und äußerlich als

Haarwuchsmittel. Birkenteer heißt ein Produkt trockener Destillation, das die Volksmedizin früher als Mittel gegen Gonorrhoe (Tripper) cmpfahl. Auch diese Anwendung gilt heute als obsolet, als nicht mehr den Regeln der ärztlichen Kunst entsprechend.
Birkenwein galt auch als Schönheitstrank. Aus Birkenlaub stellten die »Landbader« eine Vielzahl von Medikamenten her, die aus heutiger Sicht natürlich völlig wirkungslos sind. So hackte man das grüne Birkenlaub unmittelbar nach den Ausschlagen klein und ließ es in Weißbier drei Wochen lang gären. Danach destilliert, wurde es gegen den »Brand« genommen. Zweckmäßiger war sicher die Anwendung des Birkenlaubwassers für kühlende Umschläge.
Der Birkenbaum ist in unserem Kulturkreis mit vielen Volksbräuchen verbunden. Im Birkenwald wurden die Frühlingsfeste gefeiert, mit Birkenzweigen schmückten sich die Teilnehmer der Feste. In vielen Gegenden war (und ist) es der Brauch, daß junge Burschen ihren Mädchen Birkenzweige vor das Fenster hängen.
Eine andere Beziehung zum Baum hatten die Kinder. Vom Brauch der Druiden, ihre Schüler mit einem Birkenzweig zu weihen, soll die strafende Birkenrute übriggeblieben sein. Bevor sich die modernen Pädagogen durchsetzen konnten, galt die Birkenrute als ein »vortreffliches Heilmittel gegen Ungehorsam und Trotz«. Aus dem 16. Jahrhundert ist sogar ein Gedicht erhalten:

»Grüß dich, du edles Reise
Deine Frucht ist Goldes wert
der jungen Kinder weise
du machst sie fromm und gelehrt«

»Brüchige Männer«, wie man früher Impotente nannte, bekamen aus dem Saft der Birke eine Stärkungsmittel. Auch Frauen, die kein Kind bekommen konnten, erhielten ihn, um fruchtbar zu werden. Da der Saft im Frühjahr jeweils gewaltig in die Stämme der Moor- und Weißbirken schießt, unterstellte man früher, daß er eingenommen einem Mann die verlorene Sexualkraft wiederbrächte und einer Frau zum erwünschten Kind verhülfe.
Auch unzählige Volksbräuche erinnern heute noch an die Verbindung zwischen Birke und Liebe: In Bayern, aber auch in anderen deutschen Gegenden gilt ein Birkenzweig als Zeichen besonderer Zuneigung. Hat ein Bursche, besonders in Oberfranken, ein Mädchen zur Freundin gewählt, so steckt er ihr an Pfingsten einen Birkenzweig an ihr Bett.
Medizinisch genutzt werden heute die Blätter, aber auch noch der Saft. Dieser enthält viele Vitamine, Spurenelemente (etwas abhängig vom Wachstumsort) sowie Saponine und Gerbstoffe, die Blätter enthalten auch Flavonoide und ätherisches Öl. Die Inhaltsstoffe fördern die Harnausscheidung. Nach dem neuen Arzneimittelrecht wird als Anwendungsgebiet nur noch genannt: »Zur Durchspülung bei bakteriellen und entzündlichen Erkrankungen der ableitenden Harnwege und bei Nierengrieß sowie zur unterstützenden Behandlung rheumatischer Beschwerden.«
Folgende Risiken sind zu beachten: Bei Wasseransammlungen (Ödemen) infolge eingeschränkter Herz- und Nierentätigkeit dürfen Wirkstoffe der Birke nicht genommen werden.
Rezeptbeispiel: Tee: Etwa einen Teelöffel voll Birkenblätter, frisch oder getrocknet, werden mit heißem Wasser (rund eine Tasse, etwa 150 Milliliter) übergossen und nach

etwa zehn bis fünfzehn Minuten durch ein Teesieb filtriert. Dieser Tee soll mehrmals täglich getrunken werden.

Brennessel *(Urtica urens,* Kleine Brennessel, und *Urtica dioica,* Große Brennessel)

»Wenn aus den schädlichen und schlechten Säften, die wie Gift im Menschen wirken, bei irgendeinem Menschen Würmer hervorgegangen sind, soll dieser Brennesselsaft und Wollblumensaft zu gleichen Gewichtsteilen nehmen ...«, empfiehlt die Heilige. Lähmungserscheinungen und Lungenbeschwerden waren weitere Anwendungsgebiete.

Heute gilt die Brennessel bei vielen als Unkraut, das häufig ausgerottet wird. Sie gehört aber auch außerhalb der Hildegard-Medizin zu den ganz alten Heil- und Gemüsepflanzen, die schon die alten griechischen und römischen Ärzte gegen eine Vielzahl von Leiden empfahlen. Pedanios Dioskurides von Anazarba (1. Jahrhundert n. Chr.), Militärarzt unter Claudius und Nero, dessen medizinische Werke unser Gesundheitssystem bis in die Neuzeit beeinflußten, entwickelte unzählige Brennesselrezepte.

Gegen Hundebiß sollten Umschläge helfen, ebenso gegen Geschwüre. Bei Verrenkungen empfahl er die Blätter, ebenso bei Nasenbluten und Gebärmuttervorfall (in den letzten beiden Fällen sollten die Blätter »eingelegt« werden, berichten die Professoren Dr. O. v. Hovorka und Dr. A. Kronfeld in ihrem Werk »Vergleichende Volksmedizin«, Stuttgart, 1908). Dies wird heute natürlich von keinem Arzt mehr empfohlen.

Absurd ist auch die im gleichen Werk angegebene Anwendungsart, nach der man sagt, »daß eine Frau, welche den Urin auf Brennesseln läßt, nicht schwanger wird«. Das

Buch rät außerdem, Brennesselsamen in Wein zu legen und den Auszug zu trinken. »Das reizt zum Beischlaf und öffnet die Gebärmutter ...«

Als »Vital-Tonikum« bei Potenzschwäche findet sich Brennesselsamen heute in Präparate-Listen. Die Araber aßen als Aphrodisiakum die dort vorkommende Art Urtica membranacea Pair. In Südeuropa wurde zum gleichen Zweck vereinzelt Brennessel in diesem Zusammenhang auch äußerlich angewandt: Man preßt aus dem Samen ein Öl und reibt damit die Geschlechtsteile ein.

Heute gehören Präparate mit Brennesselinhaltsstoffen zu den meistverwendeten Naturheilmittel: Sie stehen auf Platz sieben der am häufigsten verordneten pflanzlichen Medikamente. Seit 15 Jahren werden aus Brennesselwurzeln Präparate gegen Prostatahyperplasie (Blasenhalskropf) eingesetzt, deren Wirksamkeit in Doppelblindstudien nachgewiesen wurde.

Medizinisch genutzt werden das Kraut und die Wurzeln (in der Volksmedizin auch der Samen). Wirkstoffe sind: Vitamine (A und C), Mineralstoffe (z. B. Kaliumnitrat, Kalziumnitrat, Eisen), Gerbsäure. Die Brennhärchen enthalten Histamin.

Empfohlen werden Brennesselinhaltsstoffe heute vor allem auch zur Unterstützung der Behandlung von Beschwerden beim Wasserlassen und zur Förderung einer erhöhten Harnbildung (auch, um zum Beispiel Nierengrieß vorzubeugen). Sie bessern bei einem Prostataadenom (Stadium I und II), einer vergrößerten Vorsteherdrüse, lediglich die Miktionsbeschwerden, ohne die Vergrößerung selbst zu beheben. Kraut und Blätter können die Behandlung rheumatischer Beschwerden unterstützen.

Nach den strengen Richtlinien, die seit dem neuen Arzneimittelgesetz für alle Naturheilmittel gelten, dürften dies die Hauptanwendungsgebiete dieser Heilpflanze sein. Natürlich gibt es noch zahlreiche weitere Anwendungsmöglichkeiten, über die viele medizinische Ratgeber berichten. Doch fehlt in allen Fällen für die Wissenschaftler die exakte Wiederholbarkeit von Wirkungsweisen. So führen Brennesselextrakte auch zur Blutdrucksenkung. Doch die Dosierung ist so individuell und so schwierig, daß darauf basierende Präparate seit 1990 nicht mehr zugelassen werden. Im Mittelmeerraum hat man Tee und Salate auch bei Bronchitis und bei Milcharmut bei Frauen empfohlen.

Risiken: Das ehemalige Bundesgesundheitsamt sieht in seinen bis 1991 dreimal korrigierten Monographien in Wasseransammlungen (Ödemen) infolge eingeschränkter Herz- und Nierentätigkeit eine Gegenanzeige gegen jede Form von Brennessel-Extrakten. Auch als Potenzmittel werden heute Brennesselsamen-Extrakte in Form von alkoholischen Auszügen angeboten. Für Leber-Galle-Kranke und für Menschen, denen der Arzt ganz allgemein Alkoholverbot gegeben hat, sind derartige Präparate nicht geeignet. Für Präparate aus Brennesselwurzeln werden gelegentliche leichte Magen-Darm-Beschwerden als Nebenwirkung angegeben.

Rezeptbeispiele: Tee: Etwa einen Teelöffel voll Brennesselblätter, frisch oder getrocknet, werden mit heißem Wasser (rund eine Tasse, etwa 150 Milliliter) übergossen und nach etwa zehn bis fünfzehn Minuten durch ein Teesieb filtriert. Zur äußeren Anwendung (bei Rheuma) kann Brennessel-Spiritus angesetzt und verwendet werden. Salat: Brennesseln sind eine hervorragende Beigabe zu Salaten. Sehr schmackhaft sind auch junge zarte Blätter, wenn sie wie

Spinat zubereitet werden. Spitzenköche haben tausend exzellente Variationen erfunden (kochen, hacken, abtropfen, in Butter dünsten, mit Rahm verbessern, verfeinert mit anderen Kräutern und Gewürzen).

Brunnenkresse ***(Nasturtium officinale L.)***
Dieses Kraut wird bei der heiligen Hildegard von Bingen als Mittel bei Fieber und Verdauungsbeschwerden empfohlen. Das in der Pflanze enthaltene Senföl wirkt gegen verschiedene Bakterien. Äußerlich angewendet, fördert es auch die Durchblutung der Haut. Bitterstoffe regen die Magensaftproduktion und die Darmtätigkeit an. Wertvoll sind auch die Vitamine A, C, D. Senföl ist außer in der Senfpflanze und den verschiedenen Kressesorten auch im Meerrettich enthalten. In der Liste der pharmazeutischen Präparate findet sich auch ein Senfölmittel, das für die Langzeitbehandlung von chronischen Nierenbeckenentzündungen, Pilzinfektionen der Harn- und Atemwege und bei Infektionen der oberen Luftwege empfohlen wird. Da die Wirkstoffe erst im Darm freigesetzt werden und dort bei einer Überdosierung eine überstarke Durchblutung der Unterleibsregion auslösen können, wird schwangeren Frauen von der Einnahme des Brunnenkressesaftes abgeraten.

Fenchel ***(Foeniculum vulgare Miller var. vulgare)***
Diese Kulturpflanze gehört zu den Gewächsen, die den am Kreuz hängenden Jesus vor Schmerzen und Schwäche bewahrt haben sollen. Nach einem berühmten, altenglischen Neunkräuterspruch (»Nigon wyrta galdon«), erhalten in einer Handschrift des 10. Jahrhunderts, hat ihn der Gottessohn den Armen und Reichen auf »allen sieben Welten« zu

Hilfe geschickt. Konrad von Würzburg, der mittelhochdeutsche Dichter aus dem 13. Jahrhundert, zählt in seinem Werk »Die goldene Schmiede«, mit dem er die Jungfrau Maria verherrlichte, auf: »Den venchel [Fenchel] und die minzen, salveien [Salbei] und ruten [Rauten] ...«
Hildegard von Bingen empfahl dieses Kulturpflanze Kranken wie Gesunden:

> Der Fenchel hat angenehme Wärme und ist weder von trockener noch von kalter Natur. Wenn man ihn roh ißt, schadet er dem Menschen nicht. Und wie auch immer er gegessen wird, macht er den Menschen fröhlich und vermittelt ihm angenehme Wärme und guten Schweiß, und er verursacht gute Verdauung. Auch sein Same ist von warmer Natur und nützlich für die Gesundheit des Menschen, wenn er anderen Kräutern beigegeben wird in Heilmitteln.

Alkoholkater war offensichtlich schon vor 900 Jahren ein Problem. Die Heilige empfahl folgendes: »... er mag Fenchelkraut oder Fenchelsamen essen, und er wird sich danach besser befinden, weil die milde Wärme und die gemäßigte Kraft des Fenchels die durch den Wein hervorgerufene Tollheit in ihm bändigen.« Das Heilkraut wird ferner mit Süßholz, Galgant, Bockshornklee, Honig und anderen Kräutern auch gegen Herzschmerzen eingesetzt. Bei Hodenschwellungen wird Fenchel mit Bockshornklee und Rinderfett aufgelegt. Wer nicht schlafen kann, soll Fenchel mit Schafgarbe kochen und sich die Kräuter auf die Stirn legen (im Winter, wenn kein Kraut zur Verfügung steht, werden statt dessen Fenchelsamen und Schafgarbenwur-

zeln genommen). Bei Schnupfen werden die Dämpfe einer Abkochung von Fenchel und Dill inhaliert. Aufgelegt auf Schenkel und Rücken, sollen ausgekochte Fenchelkräuter die Schmerzen bei der Geburt lindern. Mit Galgant, Muskatnuß und anderen Kräutern wird die Pflanze auch bei »Gebrechen der Lunge« empfohlen. Dann gibt es noch einige Rezepte für Augenwässer.
Die heutige Labormedizin hat nachgewiesen: Fenchelöl beschleunigt den Schlag der Flimmerhärchen in den Atemwegen und wirkt deshalb auswurffördernd. Die Inhaltsstoffe wirken außerdem gegen Blähungen (als »Karminativum«), beruhigen, regen den Appetit an. Auch eine Wirkung gegen Bakterien wurde festgestellt, bei Stillenden fördert Fenchel die Milchproduktion und hilft zugleich bei Blähungen des Säuglings.

Galgant ***(Alpinia officinarum Hance)***
Diese dem Ingwer ähnliche Pflanze war zu Hildegards Zeiten sehr teuer und kostbar. Sie kam über arabische Handelskanäle aus China. Die Heilige empfiehlt Galgant bei Fieber, »Gebrechen der Lunge«, Magenschmerzen und vor allem bei »Herzweh«: »Wenn schlechte Säfte in den Eingeweiden und in der Milz eines Menschen überhandgenommen und dem Herzen durch Schwarzgalle viel Leid zugefügt haben, soll er Galgant und Bertram [Farn] zu gleichen Gewichtsteilen nehmen und ein Viertel von jedem einzelnen von ihnen weißen Pfeffer, oder, wenn er keinen weißen Pfeffer hat, viermal soviel Pfefferkraut, und stoße dies zu Pulver ...« Das Ganze wurde mit Bockshornkleesaft vermischt, mit »Sonnenwärme zu Kuchen gebacken« und »sowohl nach dem Frühstück als auch nüchtern« gegessen.

Die Wurzeln des Galgant enthalten ätherische Öle, insbesondere Cineol und Eugenol, sowie Harzanteile (Galangol). Nur bei Hildegard von Bingen galt Galgant als das »universalste Herzmittel«. Auch im Ursprungsgebiet wurden die Heilstoffe nur bei Magenproblemen und Potenzschwäche angewandt. Der modernen Forschung gelang aber eine überraschende Entdeckung: Galgant enthält tatsächlich auch herzwirksame Inhaltsstoffe. Wissenschaftler bewiesen im Laborversuch, daß in Galgant und einigen anderen Zingiberaceen-Drogen enthaltenes ätherisches Öl die Verklumpung jener Blutplättchen verhindern kann, die beim Herzinfarkt an einer geschädigten Gefäßwand ein Blutgerinnsel, einen Thrombus, bilden und so Herzgefäße verschließen können. Auf diesem Gebiet wird noch intensiv geforscht.
Im Rahmen der Selbstmedikation kann Galgant aus heutiger Sicht als Magenmittel genommen werden. In einem Monographie-Entwurf, den Dr. Wighard Strehlow fertigte, der in Konstanz eine »Hildegard-Praxis« betreibt (also Empfehlungen aus den Schriften der heiligen Hildegard heute anwendet), ist als Anwendungsgebiet aufgeführt: Appetitlosigkeit, Verdauungsschwäche, Meteorismus sowie gastrokardialer Symptomenkomplex (Roemheld-Syndrom: Das sind durch starke Blähungen oder überfüllten Magen hervorgerufene Herzschmerzen).
Folgende Risiken sind zu beachten: Bei Ulcus pepticum, das ist ein gutartiges Geschwür im Magen-Darm-Trakt, verursacht durch Selbstverdauung nekrotischer Schleimhautstellen, soll Galgant nicht genommen werden. Als Nebenwirkungen gibt Dr. Wighard Strehlow in seinem Monographie-Entwurf für Galgant an: »Bei zu hoher Dosierung (mehr als zwei Gramm) oder unsachgemäßer Einnahme

kann es bei Patienten mit empfindlichem Magen zu Magendruck oder Magenschmerzen kommen. Eine längere Verstimmung wurde nie beobachtet.«

Rezeptbeispiel: Apotheken, die sich etwa auf »Hildegard-Medizin« spezialisiert haben, bieten Galgantwurzeln gepreßt in Tablettenform an. Man kann das aus Wurzeln hergestellte Pulver auch mit Honig mischen, damit der scharfe Geschmack gemildert wird. Nach alten Rezepten wird die Galgantwurzel in Wein gekocht – und die so entstehende Flüssigkeit getrunken. Galgant enthaltende Medikamente (etwa Melissengeist) entsprechend den Bestimmungen einnehmen.

Holunder *(Sambucus L.)*

Unser Holunderbaum (Holler) gehörte zum Kreis der sogenannten heiligen Bäume. Unsere Vorfahren zogen vor ihm den Hut. Die Schleswig-Holsteiner baten sogar um Verzeihung, ehe sie seine Äste stutzten, und fragten ehrfürchtig an: »Frau Holder, gib mir was von deinem Holz, dann will ich dir von meinem auch was geben, wenn es wächst im Walde.«

Bei den Germanen war der Holunder Bestandteil des Totenkults. Holunder soll dem Verstorbenen in einer jenseitigen Welt Segen spenden. Bevor der Schreiner einen Sarg anfertigte, nahm er mit einem langen Hollerzweig Maß am Toten, und der Fuhrmann, der die Leiche transportierte, verwendete statt der Peitsche für diese Fahrt einen Hollerstock. Aus alten Schriften können wir entnehmen, daß viele Völker Holunderblüten als schweißtreibendes Mittel eingesetzt haben. Diese Heilempfehlung findet sich auch bei Hildegard von Bingen. Der Märchendichter Hans Christian

Andersen (1805–1875) schreibt in einem seiner berühmten Märchen von der schweißtreibenden, heilenden »Fliedermutter«. Bei den Wenden half der Tee oder der Brei der Früchte gegen Beschwerden aller Art.

Unsere Vorfahren produzierten aus den Blüten auch ein Öl. Es wurde hauptsächlich äußerlich, bei Hautkrankheiten, angewandt. Man erhoffte von ihm außerdem Hilfe bei Gicht, bei Krämpfen, bei Wespen- und Bienenstichen.

Verwendet wurden früher auch die Beeren. In Süddeutschland traute man diesen sogar zu, Leben zu verlängern. »Er hatte gelesen, daß jene Leute zu hohen Jahren kommen, weil sie neben einer Diät von Milch, Brot und Salz fleißig Holunderbeeren gegessen«, heißt es in Riehls »Kulturgeschichtlichen Novellen«. Als Medikament genossen wurden frische Holunderbeeren, Mus aus Holunderbeeren sowie getrocknete Holunderbeeren. Auch Holunderbeeren-Spiritus war beliebt. Nach einem komplizierten Rezept gegen Fieber mußte man pulverisierte Holunderbeeren mit Branntwein übergießen, alles anzünden und den Rest – gut durchgerührt – löffelweise bei Wechselfieber essen. Einen Bezug zum Liebesleben hat der Begriff Holderstock oder Holunderstock, mit dem Liebhaber bezeichnet werden. So heißt es in Eduard Mörikes »Vier Erzählungen«: »So, man hat auch schon seinen Holderstock, das hätt' ich ihr nicht zugetraut. Wer ist denn der Liebste?« Und bei Hans Sachs nennt eine Frau ihren Mann »ihren lieben Hollerstock«.

Man war früher außerdem davon überzeugt, daß ein Hollerbaum, der sich traditionell bei jedem Bauernhof befand – und auch befindet –, auf magische Weise zu Fruchtbarkeit und Kindersegen verhilft. Viele Redensarten weisen auf einen derartigen Glauben hin. Die Österreicher sagen z. B.

»Kinder vom Hollerbaum herabbeuteln«, wenn sie von neugeborenen Kindern sprechen. Die Frau Holla oder Holder, die dem Holunder seine übernatürlichen Kräfte schenkt, ist zugleich die Schirmherrin aller jungen Eheleute, die dem Aberglauben nach allen Frommen »Kindersegen schenkte«.
Medizinisch genutzt werden vorwiegend die weiß- bis elfenbeinfarbigen Blüten, die im Juni/Juli geerntet und getrocknet werden, aber auch die Beeren. Die Pharmakologen haben aus den Holunderblüten Rutin, Isoquercitren, Hyperosid, ätherisches Öl, diverse Säuren, Gerbstoffe und Schleim isoliert. Holunderblütentee wirkt schweißtreibend, harnbildend und leicht abführend.
Bei der heute zweckmäßigen Anwendung sind keine Risiken bekannt.
Rezeptbeispiele: Tee aus Holunderblüten ist einfach zuzubereiten. Ein bis zwei Eßlöffel Blüten mit siedendem Wasser übergießen und bedeckt eine viertel Stunde ziehen lassen. Etwas gesüßt und so heiß wie möglich trinken. Er kann außerdem vorbeugend als Frühstücks- oder auch Abendtee genossen werden. Schweißtreibende, auswurffördernde und magenstärkende sowie leicht abführende Wirkung haben auch die Holler- oder Holunderbeeren. Sie können pur, als Saft, als Suppe oder auch als Wein genossen werden.

Hopfen *(Humulus lupulus L.)*
Die wirksamen Bitterstoffe Humulon und Lupulin des Hopfens sind nur in der weiblichen Pflanze enthalten. Er wird seit Ausgang des Mittelalters vor allem zur Bierherstellung benutzt. In den Hildegardschen Werken gilt er als Mittel zur Haltbarmachung von Getränken. Sie erkannte jedoch auch schon die beruhigende Wirkung der Pflanze.

»Hopfen und Malz, Gott erhalt's« – ein Spruch, der viele bayerische Wirtschaften ziert. Die Dolden dieser Schlingpflanze verleihen nicht nur unserem Bier den würzig-bitteren Geschmack, sondern können auch dazu beitragen, unsere Gesundheit zu erhalten. Und in den Urkunden des Stifts Freising kommen schon seit dem 9. Jahrhundert Hopfengärten vor. Bei slawischen und finnischen Völkern galten die Hopfenzapfen übrigens als Fruchtbarkeitssymbol.
Daß verschiedene Sprichwörter im Zusammenhang mit Hopfen entstanden, spricht für seine Wertschätzung. Das bekannte: »An ihm ist Hopfen und Malz verloren« erwähnt Jakob D. Ernst (1640–1707) in seinem Buch »Auserlesene Gemütsergötzlichkeiten«, das in Magdeburg 1682 veröffentlicht wurde.
Johann Wolfgang von Goethe (1749–1832) formulierte:

»Denn oft ist Malz und Hopfen,
an so viel armen Tropfen,
soviel verkehrten Toren,
und alle Müh verloren.«

Und der Dramatiker August von Kotzebue (1761–1819) verallgemeinerte: *»Doch Männer sind ganz unverbesserlich geboren, an ihnen ist der Hopfen wie das Malz verloren.«*
Für die Teezubereitungen, aber auch für Medikamente wird die entspannende und beruhigende Wirkung des Hopfen bei Unruhe, Angstzuständen und Einschlafstörungen genutzt. Sinnvoll ist nach der Monographie des Bundesgesundheitsamtes bei Medikamenten die Kombination mit anderen beruhigend wirkenden Drogen wie Baldrian und Passionsblume. Die Inhaltsstoffe entspannen die Muskula-

tur und beruhigen die Nerven als eine Art »Reizfilter«, ohne Nebenwirkungen zu erzeugen. Das minimale physiologische Leistungstief, das jeden nach der Mittagszeit trifft, tritt – nach neuesten wissenschaftlichen Erkenntnissen – durch diese Wirkstoffkombination nicht ein.
Auch bei verschiedenen, vorwiegend nervös bedingten Magen- und Darmleiden wird Hopfen zur Entspannung eingesetzt. Bei leichten Depressionen können die Gerb- und Bitterstoffe den Appetit anregen. Wegen seiner harntreibenden und entzündungshemmenden Wirkung nützt man Hopfen bei Blasenentzündungen, Nierenkoliken, Gallensteinen, Gelbsucht und sogar Migräne. Nachgesagt wird dem Hopfen schließlich eine Beeinflussung auf die Regelmäßigkeit des Periodenzyklus.
Medizinisch genutzt werden ausschließlich die weiblichen Fruchtstände, die Hopfenzapfen (Lupuli strobulus).
Die Hopfen-Monographie des Bundesgesundheitsamtes sieht als Anwendungsgebiete vor: Befindensstörungen wie Unruhe und Angstzustände, Schlafstörungen. Bei bestimmungsgemäßem Gebrauch sind keine Risiken bekannt.
Rezeptbeispiele: Verwendet werden geschnittene Drogen, Drogenpulver oder Trockenextraktpulver für Aufgüsse, Abkochungen oder andere Zubereitungen. Wenn der Arzt keine anderen Empfehlungen gibt, soll die Einzelgabe der Droge 0,5 Gramm nicht überschreiten. Hopfentee: Ein bis zwei Teelöffel voll Hopfenzapfen werden mit heißem Wasser, etwa 150 Milliliter (etwa eine Tasse), übergossen und nach 10 bis 15 Minuten durch ein Teesieb filtriert. Manche bereiten die jungen Triebe der Hopfenpflanzen wie Spargel zu.

Königskerze ***(Verbascum thapsiforme)***
Die Pflanze war früher ein Symbol der Königswürde. Außerdem wurde sie der Jungfrau Maria zugeordnet. Sie trägt auf vielen Darstellungen eine Königskerze in der Hand, den »Himmelsbrand«. Viele Hildegard-Rezepte enthalten Königskerzenblätter. Bei Lungenschmerzen werden sie zum Beispiel mit anderen Kräutern in gutem Wein gekocht und durch ein Tuch geseiht: »Trinke es zwei bis drei Wochen lang ein wenig nüchtern. Ebenso auch kannst du es nach dem Essen trinken, so lange, bis du wieder gesund sein wirst.« Auf den Unterbauch gelegte Blätter sollten auch Menstruationsbeschwerden beseitigen. Auch in einem Mittel gegen Bandwürmer sind die Blätter enthalten. Die Flavonoidglykoside gerade aufgegangener Blüten und Blätter wirken harntreibend, der Schleim und die Saponine auswurffördernd und schleimlösend. Sie sind heute gelegentlich Bestandteil von Teemischungen zur Bekämpfung von Erkältungskrankheiten.

Lungenkraut ***(Pulmonaria officinalis)***
Die Pflanze zählt zu den Marienpflanzen und ist ebenfalls von Legenden umwoben. Wie die weißen Streifen in der Mariendistel sollen auch die weißen Flecken auf den Grundblättern der Legende nach entstanden sein, als Muttermilch der Muttergottes beim Stillen des Jesuskindes darauf tropfte. Hildegard schreibt: »Das Lungenkraut ist kalt und etwas trocken und taugt nicht viel zum Nutzen des Menschen. Aber ein Mensch, dessen Lunge aufgeblasen ist, so daß er hustet und nur mit Mühe einatmet, der koche Lungenkraut mit Wein und trinke es oft nüchtern, und er wird geheilt werden.« Die Pflanze wird aber auch empfohlen, um

»fleischliches Begehren zum Erlöschen zu bringen«. Diese Heilpflanze spielt heute kaum mehr eine medizinische Rolle, weil sie zwar Saponine enthält, die im Sinne Hildegards wirken könnten. Deren Gehalt ist jedoch äußerst gering.

Mariendistel ***(Silybum marianum L.)***

Diese hochwachsende Pflanze wird bei der heiligen Hildegard von Bingen bei »Seitenstechen« (Leber!) und Herzstechen empfohlen. Schon seit fast 2000 Jahren wird die Mariendistel bei Leberbeschwerden verordnet. In allen berühmten Kräuterbüchern des Mittelalters wird dies erwähnt. Dann aber geriet die Pflanze in Vergessenheit. Nur der Arzt Johann Gottfried Rademacher (1772–1849) propagierte sie und fertigte daraus die sogenannte Rademachersche Tinktur, die bei Leber-, Milz- und Galleleiden verwendet wurde. Rademacher galt jedoch zu seiner Zeit als ausgesprochener Außenseiter – was aus dem Titel seines Lebenswerkes schon hervorgeht: »Rechtfertigung der von den Gelehrten mißkannten, verstandesrechten Erfahrungsheillehre der alten scheidekünftigen Geheimärzte«. Rademacher hatte für jedes Organ ein Heilkraut oder Heilmittel. Für die Leber war dies – nicht unzutreffend, wie schon Hildegard empfahl und wie sich später bei Laboruntersuchungen herausstellte – die Mariendistel.

Erst zwischen den beiden Weltkriegen interessierte sich die Wissenschaft wieder für diese interessante Pflanze. Und 1968 gelang es dann, das Silibinin zu isolieren, jenen Hauptwirkstoff der Mariendistel, der die Leber »schützt«. Eine andere Bezeichnung für den Wirkstoff ist »Silymarin«, den der Münchner Professor Hildebert Wagner für die Gruppe der Mariendistel-Inhaltsstoffe als »übergeordneten Begriff« wählte. Untersuchungen am Münchner Max-Planck-Institut und in anderen Laboratorien ergaben, daß dieser Stoff doppelt wirkt. Er beeinflußt die Membran der Leberzelle. Es kommt zu einer Abdichtung. Silymarin stabilisiert die Membran der Leberzelle gegen das Eindringen von Giftstoffen. Störende Einflüsse, krankheitserregende Ursachen und Gifte können nicht mehr angreifen. Am eindrucksvollsten sind die Ergebnisse von Behandlungen bei Knollenblätterpilzvergiftungen. Diese Giftpilze enthalten Amanitin oder Phalloidin. Beides zerstört die Leber, führt bei rund einem Viertel aller Betroffenen unrettbar zum Tode (bei Kindern sogar bei 50 Prozent). Eine fünf Länder umfassende Studie ergab, daß alle Patienten, die mit dem neuen, isolierten Wirkstoff Silibinin behandelt wurden, überlebten. Allerdings kann man nicht hundertprozentig beweisen, daß die Giftopfer ausschließlich durch die Mariendistel gesund wurden. Kein Arzt kann verantworten, einen Kranken nur mit diesem einzigen Medikament zu behandeln – sosehr er auch an seine Wirksamkeit glaubt. Wer mit Knollenblätterpilzvergiftung in die Klinik kommt, wird natürlich zugleich mit allen bisher möglichen Therapien bedacht. Er bekommt Magenspülungen, Blutwäsche, gegebenenfalls Austauschtransfusionen, Vitamine, Penicillin, Ampicillin usw. In Tierversuchen ließ sich eindeutig beweisen, daß die Früchte der Mariendistel helfen.

Melisse *(Melissa officinalis L.)*

Von ihr dichtete der berühmte Paracelsus: »Melissa ist von allen Dingen, welche die Erde hervorbringt, das beste Kräutlein für das Herz.« Die Melisse hat ihren festen Platz in der Kloster- und Volksmedizin. Der berühmte Autor

Melchior Sebitz der Ältere schreibt in seinen »Sieben Büchern von dem Feldbau und vollkommener Bestellung eines ordentlichen Maierhofs oder Landguts«, erschienen in Straßburg im Jahre 1579: »Melissenkraut macht das Herz fröhlich, und die traurigen Geister von melancholischen Gedanken und Phantasien frei …« Und ein Autor aus dem 18. Jahrhundert, Johann Karl Gottfried Jacobsson, 1725 in Elbing geboren, beschreibt in seinem technologischen Wörterbuch, in dem die Herstellung von Melissengeist beschrieben wird, dem »aus Melissen destillierten Wasser«: »Das Melissenwasser ermuntert und erfreuet die schwermütigen Personen, hilft wider den Schlag …«
Für die Äbtissin Hildegard besaß die Melisse die »Kräfte von fünfzehn anderen Kräutern«. Sie empfahl das Kraut bei Kopfschmerzen, Schwindelgefühl, Magenbeschwerden. Diese Anwendung ist auch aus heutiger Sicht sinnvoll, wenn man gegenüberstellt, bei welchen gesundheitlichen Problemen das heutige doch recht strenge Arzneimittelrecht den Einsatz von Melissengeist erlaubt.
Hildegard hat in ihren Schriften zwar viele Arzneimittelzubereitungen auf der Basis von Wein empfohlen, die Möglichkeit der Destillation ist schon lange bekannt – arabische Chemiker kannten die bei Arzneimitteln wichtige Destillation von flüchtigen Stoffen bereits im zehnten Jahrhundert –, doch der »Melissengeist«, wie wir ihn heute kennen und gebrauchen, kam erst später. Er wurde erstmals 1826 von der Barfüßer-Karmeliterin Maria Clementine Martin destilliert, die von Napoleon aus ihrem Brüsseler Kloster vertrieben worden war. Die Anwendungsgebiete für Melissengeist entsprechen meist den Empfehlungen, die Hildegard für das Kraut abgab. Besonders genannt werden: nervö-

se Kopfschmerzen, Wetterfühligkeit, Herzbeschwerden ohne organische Ursache, nervöse Magen- und Darmbeschwerden, Unverträglichkeit blähender Speisen mit Völlegefühl, Appetitmangel, nervöse Beschwerden, Spannungs- und Erregungszustände, innere Unruhe, Nervosität, Lampenfieber, Einschlafstörungen, Unruhe vor dem Einschlafen, Menstruations- und Wechseljahrsbeschwerden.
Melissenöl beruhigt nicht nur, es wirkt auch krampflösend und bekämpft Bakterien. Gerbstoffe der Melisse gehen nach neuesten Forschungen mit Eiweißbestandteilen von Viren und Membranen der Körperzellen Verbindungen ein. Das Bundesgesundheitsamt hat eine Creme gegen Herpes simplex zugelassen, deren Inhaltsstoffe ausschließlich von der Melisse stammen.

Minze, insbesondere Pfefferminze ***(Mentha piperita L.)***
Die Heilpflanze wurde bei Hildegard ebenso wie von heutigen Naturheilkundigen gegen Beschwerden der Atemorgane, zur Schleimlösung als Expektorans, bei Verdauungsproblemen und äußerlich als Mittel gegen Geschwüre und Krätze angewandt. Die verschiedenen Minzarten werden schon seit Jahrtausenden als Heilpflanze verwendet. Archäologen entdeckten Reste davon als Grabbeigaben bei den Ägyptern. Einer griechischen Sage nach wurde eine schöne Nymphe durch Persephone, der Tochter von Zeus und Demeter, in diese Pflanze verwandelt.
Karl der Große erließ die berühmte Landgüterordnung »capitulare de villis et curtis imperialibus«. In ihr wurde Minzenanbau vorgeschrieben. Im 16. Jahrhundert gab es bereits große Minzen-Anbaugebiete in Deutschland, Skandinavien und England.

Im 17. Jahrhundert entdeckte dann der englische Botaniker John Ray (1628 bis 1705) in der Nähe eines solchen Minzen-Anbaugebietes die Pfefferminze, eine Kreuzung zwischen der rundblättrigen Minze, der Bachminze und der Grünen Minze. Sie ist, was Wachstum, Widerstandsfähigkeit und den Gehalt an ätherischem Öl anbelangt, allen anderen Arten überlegen. Die »Mentha piperita« verdrängte schnell alle anderen Minzarten im Heilpflanzenanbau und kam im 18. Jahrhundert auch nach Deutschland.

Das aus der Pfefferminze gewonnene Pfefferminzöl steht zur Zeit im Mittelpunkt intensiver Forschungen – insbesondere an der Universität von Kiel. In einer vom Bundesgesundheitsamt finanzierten Studie wurde nachgewiesen, daß äußerlich aufgetragenes Pfefferminzöl bei Kopfschmerzen vom Spannungstyp ebenso wirksam ist wie die Einnahme von Schmerztabletten mit dem durch Nebenwirkungsrisiken belasteten Inhaltsstoff Paracetamol (Euminz-Studie).

Medizinisch genutzt werden ausschließlich die Blätter. Durch Wasserdampfdestillation wird aus ihnen das Pfefferminzöl gewonnen.

Wirkstoffe sind: ätherische Öle in unterschiedlicher Zusammensetzung (hängt von der Wachstumsphase, der Art der Blätter und vor allem der Tageszeit ab), Flavonoide, Gerbstoffe und Bitterstoffe. Wichtig für die Ausbildung des typischen Aromas ist der Gehalt des Begleitstoffs Jasmon.

Generell ist Minze krampflösend, galletreibend, verdauungsfördernd (blähungstreibend). Pfefferminzöl zusätzlich schmerzstillend, antibakteriell und kühlend.

Pfefferminztee wird bei Magenschmerzen und Verdauungsproblemen (krampfartige Beschwerden im Magen-Darm-Bereich) sowie der Gallenblase und -wege getrunken.

Pfefferminzöl wirkt zusätzlich bei Katarrhen der oberen Luftwege und Mundschleimhautentzündungen.
Äußerlich angewandt, lindert Pfefferminzöl Muskel- und Nervenschmerzen sowie Kopfschmerzen vom »Spannungstyp«.
Weit über hundert Arzneimittel zur Schmerzbekämpfung sowie gegen Magen- und Darmbeschwerden, Schmerzen und Erkältung enthalten Wirkstoffe der Minze.
Auch die Spirituosenindustrie verwendet sie (z. B. für den Likör »Creme de Menthe«, »Menthe Liqueur Peppermint« oder »Feu de Tribord«).
Für Pfefferminzblätter sind keinerlei Risiken bekannt. Tee daraus kann auch über längere Perioden risikolos genossen werden. Pfefferminzöl dagegen darf von Menschen mit einem Verschluß der Gallenwege, Gallenblasenentzündung und schwerem Leberschaden nicht genommen werden. Außerdem schreiben die Monographien für Minz- und Pfefferminzöl vor: »Bei Säuglingen und Kleinkindern sollten pfefferminzölhaltige Zubereitungen nicht im Bereich des Gesichts, speziell der Nase, aufgetragen werden.« Dies könnte bei Kleinkindern im schlimmsten Fall zu einem Krampf der stimmbildenden Teile des Kehlkopfes (Glottis) und zum Atemstillstand führen. Erhebliche Überdosierungen, innerlich genommen, können auch für Erwachsene gefährlich werden (Nierenversagen).
Rezeptbeispiele: Tee: Ein Teelöffel Blätter pro Tasse mit heißem Wasser übergießen und einige Minuten ziehen lassen. Bei der innerlichen Anwendung des Pfefferminzöls sollen ein bis drei Tropfen davon mit Zucker oder Getränken geschluckt werden. Die mittlere Tagesdosis soll sechs bis zwölf Tropfen nicht übersteigen. Wird inhaliert (etwa bei

Katarrhen der oberen Luftwege), gibt man drei bis vier Tropfen Pfefferminzöl in heißes Wasser. Äußere Anwendung: Einige Tropfen Pfefferminzöl in die betroffenen Hautpartien einreiben. Bei der Behandlung von Kopfschmerzen des Spannungstyps werden die Wirkstoffe mit einem mit dem Pfefferminzölfläschchen verbundenen Dosierschwamm großflächig auf Stirn und Schläfen aufgetragen.

Petersilie *(Petroselinum crispum Mill.)*

Nach einem Rezept Hildegards muß ein Teil Petersilie mit vier Teilen Raute in Olivenöl geröstet und auf die gichtkranke Stelle eines Patienten gelegt werden. Die Kräuter soll er so heiß, wie sie sind, auf die Stelle legen, wo er den Schmerz empfindet, und sie durch ein übergelegtes Tuch befestigen. Die Heilige erkannte bereits, daß Kochen wertvolle Inhaltsstoffe vernichtet: »Sie [die Petersilie] ist für den Menschen besser und nützlicher roh als gekocht zu essen. Und gegessen mildert sie die Fieber, die den Menschen nicht erschüttern, sondern leicht berühren.« Weitere Heilempfehlungen betreffen Seitenstechen und Magenschmerzen.

Petersilie war zu allen Zeiten mehr als ein Küchengewürz. Ein Hinweis auf die Wertschätzung der Pflanze ist ihre Erwähnung in einem nach Mithridates dem Großen, König von Pontos und Bosporus (132–63 v. Chr.), genannten wundersamen Gegengift.

In ganz Europa verwendete man die Pflanze, um Zauber zu bannen. So nahm bei den Ruthenen die Braut auf dem Weg zur Kirche neben Brot auch ein Petersilienbüschel mit, um die bösen Geister zu bannen. Die Slowaken legten – um den Einfluß eines bösen Zaubers fernzuhalten – der Wöchnerin

Petersilie neben Knoblauch auf das Leintuch. In vielen Gegenden wurde einem Kleinkind zum ersten Geburtstag Petersilie geschenkt – als Symbol dafür, daß es die »gefährlichste Zeit« überstand (in vergangenen Jahrhunderten war die Säuglingssterblichkeit ja sehr hoch).

Die Pflanze galt außerdem sowohl als Hexenkraut als auch als liebesförderndes Mittel. Darauf verweist ein Spruch, den wir abgewandelt auch vom Pfeffer kennen: »Peterselli helpt de Mannen to Paerdt, de Frouwen onder de Aerdt ...« Die Gassen, in denen sich leichte Mädchen anboten, hießen früher in einigen Gegenden »Petersiliengassen«. »Parsley bed« gilt im Englischen auch als Umschreibung für Liebesspiele.

Medizinisch genutzt werden heute das Kraut und die Wurzeln. Auch der Einsatz des Samens (Petroselini fructus) zur Verdauungsförderung sowie bei Magen- und Nierenbeschwerden steht noch in vielen Lehrbüchern. Die Wirksamkeit ist jedoch nicht ausreichend belegt. Die therapeutische Anwendung kann deshalb angesichts erheblicher Risiken nicht mehr vertreten werden.

Die Früchte, aber auch die Wurzeln enthalten ätherische Öle, vorwiegend Apiol, im Kraut ist auch das Flavonglykosid Apiin. Sowohl Apiol als auch das Flavonglykosid Apiin erregen die harnableitenden Organe. Für Kraut und Wurzeln sieht die Monographie des ehemaligen Bundesgesundheitsamtes »Durchspülung bei Erkrankung der ableitenden Harnwege und Durchspülungstherapie zur Vorbeugung und Behandlung von Nierengrieß« vor.

Gegenanzeigen: Schwangerschaft, entzündliche Nierenerkrankungen. Keine Durchspülungstherapie bei Ödemen infolge eingeschränkter Herz- oder Nierentätigkeit.

Der insbesondere in den Früchten enthaltene Hauptwirkstoff Apiol erregt bei Frauen auch den Uterus. Petersilienöl kann deshalb bei Schwangeren zum Fruchtabgang führen (und wurde deshalb früher besonders in Deutschland und Österreich mißbräuchlich zu Abtreibungen verwendet). Auch über Todesfälle wurde in diesem Zusammenhang berichtet. Außerdem reizt Petersilienöl die Nieren. Über Herzrhythmusstörungen wurde ebenfalls berichtet.
Für Petersilienkraut und Petersilienwurzeln führt die Monographie des ehemaligen Bundesgesundheitsamtes lediglich folgende Nebenwirkungen an: »In seltenen Fällen sind allergische Haut- oder Schleimhautreaktionen möglich. Insbesondere bei hellhäutigen Personen sind phototoxische Reaktionen möglich.«
Rezeptebeispiele: Frische Kräuter passen zu Fleisch-, Fisch- und Gemüsegerichten. Sie können bei Soßen und Suppen aller Art mitgekocht werden und geben – etwa mit Quark – einen schmackhaften Brotaufstrich ab. Aufgüsse werden aus frischen oder getrockneten Kraut- und Wurzelteilen zubereitet (ein Teelöffel Kraut pro Tasse). Wegen der Nebenwirkungen wird empfohlen, nicht mehr als ein bis zwei Eßlöffel Petersilie pro Tag = ca. sechs Gramm) zu sich zu nehmen. Isoliertes ätherisches Öl aus Petersilie soll wegen der Nebenwirkungen nicht genommen werden.

Pfeffer *(Piper nigrum L.)*
Das Gewürz ist bei Hildegard von Bingen Bestandteil eines Medikaments gegen Herzweh. Es wird mit Galgant gemischt. Außerdem ist der Pfeffer in einem komplizierten Rezept gegen Regelbeschwerden enthalten. Auch bei Potenzschwierigkeiten wurde das Gewürz empfohlen.

Die Volksmedizin sah im Pfeffer vor allem auch ein Aphrodisiakum. Hildegard empfiehlt Pfeffer auch gegen Magenschmerzen und Übelkeit, als Appetitanreger und gegen Gicht. Ein norddeutscher Spruch, den wir bei der Petersilie kennenlernten, bezieht sich auch auf den Pfeffer. In Hochdeutsch lautet er: »Der Pfeffer hilft dem Mann aufs Pferd, der Frau unter die Erd« (letzteres wegen eines vermuteten abtreibenden Effekts). Man war überzeugt, daß das scharfe Gewürz auch die Geschlechtsdrüsen anregt. Wissenschaftlich nachgewiesen ist, daß die Inhaltsstoffe die Speichel- und Magensaftdrüsen anregen und gegen Blähungen helfen.

Salbei *(Salvia officinalis L.)*
Bei Leibschmerzen wird ein gekochtes, warmes Kräuterbüschel auf die schmerzende Stelle gelegt, das aus einem Teil Salbei, zehn Teilen Raute und fünf Teilen Zaunrübenwurzel besteht. Für »Kopfschmerz durch Schwarzgalle« empfiehlt die Heilige in »Ursachen und Behandlung der Krankheiten«:

> Wenn die Schwarzgalle, von den mancherlei Fiebern berührt, das Gehirn des Menschen Schmerzen macht, soll er Malve nehmen und zweimal soviel Salbei, in einem Mörser zu einem Mus zerstoßen und dieses mit etwas Olivenöls besprengen, oder, wenn er kein Öl hat, mit etwas Essig, und dies von der Stirn über den Wirbel bis zum Hinterkopf hin auflegen und es gleichzeitig mit einem Tuch umwinden. Dies soll er drei Tage lang tun. Während dieser drei Tage soll er für die Nacht das Olivenöl oder den Essig erneuern und in dieser Weise fortfahren, bis er sich besser befindet. Denn der Malvensaft

löst die Schwarzgalle auf, der Salbeisaft aber trocknet sie ein, das Olivenöl salbt den so geplagten Kopf, der Essig aber zieht die Schärfe der Schwarzgalle aus. Daher lindern die untereinander gemischten Mittel diesen Kopfschmerz.

Salbei war auch bei den früheren Ärzten ein angesehenes Heilkraut. Hippokrates (460–377 v. Chr.) empfahl ihn bereits Lungenschwindsüchtigen, ein Anwendungsbereich, der auch heute noch richtig ist. Salbei galt auch als »Liebesmittel«: »Um die Liebe zu einer Person zu erwecken«, wird in einem Spruch aus dem Pommerland empfohlen, »nimm drei Salbeiblätter und schreibe auf das erste: ›Adam und Eva‹, auf das andere ›Jesu Maria‹, auf das dritte deinen und ihren Namen. Brenne diese Blätter zu Pulver und bringe dies der Person beim Essen oder Trinken bei.«
Auch konnte man die eigenen Haare und jene der Angebeteten durch ein Salbeiblatt ziehen und dieses unter der Türschwelle der Verehrten vergraben. Medizinisch genutzt werden die Blätter, bestehend aus den frischen oder getrockneten Laubblättern von Salvia officinalis Linné, sowie deren Zubereitung in wirksamer Dosierung.
Die Blätter enthalten mindestens 1,5 Prozent thujonreiches ätherisches Öl, bezogen auf die getrocknete Droge. Hauptkomponenten des ätherischen Öls sind neben Thujon Cineol und Campher. Ferner sind in den Blättern Gerbstoffe, Diterpen-Bitterstoffe, Tritapene, Steroide, Flavone und Flavonglykoside enthalten.
Antibakteriell, gegen Pilze wirkend, virustatisch (gegen Viren wirkend), fördert Salbei die Sekretion und hemmt die Schweißbildung.

Aus heutiger Sicht sind zwei Anwendungsgebiete sinnvoll: *äußere Anwendung:* Entzündungen der Mund- und Rachenschleimhaut; *innere Anwendung:* dyspeptische Beschwerden (nicht organisch bedingte Verdauungsstörungen infolge Veränderungen der Enzymproduktion, die sich durch Blähungen, Meteorismus, Durchfälle und eventuell kolikartigen Leibschmerzen äußern können), vermehrte Schweißsekretion.

Während der Schwangerschaft sollen das reine ätherische Öl und alkoholische Extrakte nicht genommen werden.

Bei längerdauernder Einnahme von alkoholischen Extrakten und des reinen ätherischen Öls können epileptiforme Krämpfe auftreten.

Rezeptbeispiele: Salbeiblätter für Aufgüsse, alkoholische Auszüge und Destillate zum Gurgeln, Spülen und zu Pinselungen sowie zur inneren Anwendung und als Frischpflanzenpreßsaft.

Tee für innerliche Anwendung: Nicht mehr als ein Teelöffel Salbeiblätter (etwa ein bis eineinhalb Gramm) mit heißem Wasser überbrühen und mehrmals täglich trinken. Ersatzweise können auch ein bis zwei Tropfen des ätherischen Öls in eine Tasse gegeben werden. Nach einem alten Hausmittel kann man etwas Honig dazugeben.

Zum Gurgeln und Spülen: 2,5 Gramm der Droge bzw. zwei bis drei Tropfen des ätherischen Öls auf 100 Milliliter Wasser als Aufguß bzw. fünf Gramm alkoholischer Auszug auf ein Glas Wasser.

Bei Pinselungen wird der unverdünnte alkoholische Auszug verwendet.

Schafgarbe ***(Achillea millefolium)***

Diese weitverbreitete Pflanze gehört zum Kräuterbüschel, das in katholischen Regionen an Maria Himmelfahrt zusammengestellt wird. Sie ist bei der heiligen Hildegard von Bingen in einer Vielzahl von Rezepten enthalten. Bei Fieber sollte ein Teil Schafgarbe mit zwei Teilen Farn in gutem Wein gekocht und beim Eintritt des Fiebers getrunken werden. Bei Nasenbluten wurden ein Teil Dill und zwei Teile Schafgarbe auf die Stirn gelegt. Warme Kräuter (ein Teil Fenchelkraut, zwei Teile Schafgarbe) wurden gekocht und auf die Schläfen gelegt.

Ein anderes Rezept galt für Menstruationsstörungen. Neun Teile Preiselbeeren, drei Teile Schafgarbe, ein Teil Raute und zwölf Teile Osterluzei wurden zerstoßen und in Wein gekocht. Weißer Pfeffer, Gewürznelken und Honig kamen nach einem komplizierten Verfahren dazu. Der »klare Trank«, der daraus entstehen mußte, war »vor und nach dem Frühstück« zu trinken.

Schafgarbe enthält ätherisches Öl mit einem unterschiedlich hohen Anteil an Chamazulen, das auch in der Kamillenblüte enthalten ist, den Bitterstoff Achillin, Gerbstoffe und noch nicht erforschte Bestandteile. Wissenschaftlich nachgewiesen ist, daß Chamazulen, Kamillenblauöl (in der Pflanze farblos, wird erst beim Destillieren blau), dieselbe Wirkung wie das Kamillenöl hat. Es ist entzündungshemmend und schleimhautberuhigend vom Rachenraum bis in den Darm und wirkt, eingeatmet, auch auf die Lunge. Bei der Schafgarbe kommt dazu aber noch ein Bitterstoff, der Muskulatur und Gefäße anregt.

In dieser Kombination von »Entzündungshemmung« und »Muskulaturanregung« sieht der Nestor der deutschen

Pflanzenheilkunde, Dr. R. F. Weiß, die Besonderheit der Schafgarben-Heilwirkung, die sie z. B. zur Behandlung von bestimmten Frauenleiden (vegetative Störungen im Bereich des kleinen Beckens) besonders geeignet mache. Andere Bestandteile wirken krampflösend auf die glatte Muskulatur des Darmes.
Die Monographie der Kommission E des ehemaligen Bundesgesundheitsamtes vom Februar 1990 läßt die Anwendung in Form von Sitzbädern bei Pelvipathia vegetativa (schmerzhafte Krampfzustände psychovegetativen Ursprungs im kleinen Becken der Frau) zu.

Taubnessel *(Lamium album L.)*
Dieses Heilkraut wird auf vielen Marienbildern dargestellt und ist auch im berühmten Gebetbuch Herzog Albrechts V. von Bayern (1528–1579) enthalten. Sie gehört neben dem Weißdorn zu den Pflanzen, von denen wir nur sagen können, daß die Heilige sie mit großer Wahrscheinlichkeit verwendete. Auch hier findet sich in den mittelalterlichen Schriften ein Name (»binsuge« – Bienensaug), der sowohl für die Melisse als auch für die Taubnessel gelten kann. Beide Pflanzen ziehen Bienen stark an. Bei Herzbeklemmungen kann – wie von der Äbtissin erwähnt – auch das Taubnesselkraut helfen, wenn diese durch Blähungen verursacht sind (»Roemheldscher Symptomenkomplex«). Ihre saporinen Gerbstoffe, Schleime und Spuren ätherischen Öls wirken reizlindernd, blähungstreibend, krampflösend im Magen- und Darmbereich.
Heute spielt sie in der Naturmedizin kaum mehr eine Rolle, weil es für diese Indikationen wirksamere Heilpflanzen gibt.

Wermut *(Artemisia absinthium L.)*

»Wermut tut nicht nur dem schmerzenden Kopf gut«, sagt Hildegard, »sondern lindert auch Gliederschmerzen.« Saft mit Honig und Wein, nüchtern getrunken, »klärt die Augen, stärkt das Herz und die Lunge, wärmt den Magen, reinigt die Eingeweide und bringt gute Verdauung«.

Die Ägypter kennen seine Heilwirkung seit 4000 Jahren. Rezepte daraus sind auch im Papyrus Ebers erwähnt, der um 1500 vor Christi Geburt entstand. Diese Schriftrolle gibt einen Überblick über die in Ägypten verwendeten Gewürze, Drogen und Pflanzen. Natürlich galt die Pflanze auch als Zauberkraut. In den Mund genommen, bewahrte es eine junge Frau davor, »eine Hexe zu werden«. Auch glaubte man bei uns, mit Hilfe von Wermutbüscheln Regen herbeizaubern zu können.

Im 18. Jahrhundert kam das »Gift der Grünen Stunde«. Gemeint war der Absinth, ein aus Wermut, Anis und einigen anderen Kräutern hergestellter Schnaps mit grünlicher Farbe. Das Thujon des Wermutkrauts zerstört auf die Dauer das Nervensystem und führt zu Lähmungen und anderen Krankheitserscheinungen. Berühmte Maler und Musiker gingen an diesem Getränk zugrunde, bevor es in den meisten Staaten der Erde verboten wurde (in Deutschland 1923). Der französische Dichter Paul Verlaine (1844 bis 1896) war im Absinthrausch, als er auf seinen Freund und Reisegefährten Rimbaud zwei Revolverschüsse abgab (was ihm dann zwei Jahre Gefängnis einbrachte). Baudelaire, Rimbaud, Toulouse-Lautrec sind weitere Namen von Künstlern, die in der »Belle Époque« dem Absinth verfallen waren.

Für den heute noch produzierten Wermutwein wird vor-

zugsweise der sogenannte römische Wermut (Artemisia pontica) verwendet. Er enthält nur wenig Thujon.
Doch von den alkoholischen Getränken wieder zurück zur Heilpflanze Wermut. Hildegards Hinweis: »wärmt den Magen« hat durchaus seine Berechtigung. Die Blätter und die blühenden Triebe enthalten den Bitterstoff Absinthin, ätherische Öle und Gerbstoffe. Diese Stoffe regen die Verdauungssäfte an, machen Appetit und gute Verdauung. Allerdings ist das Thujon, ein ätherisches Öl, giftig und kann bei Überdosierung Erbrechen, starke Durchfälle, Benommenheit und Krämpfe hervorrufen. Deshalb sollte man heute dieses Naturheilmittel nur vorsichtig anwenden.
Die Monographie des ehemaligen Bundesgesundheitsamtes läßt als Anwendungsbereich für Präparate aus Wermutkraut nur zu: Appetitlosigkeit, dyspeptische Beschwerden und Dyskinesien (schmerzhafte Fehlfunktionen) der Gallenwege.

»Edelstein-Medizin«

Von Edelsteinen ist in den erhaltenen Abschriften der Werke Hildegards oft die Rede – als Sammelpunkt der kosmischen Kräfte, als Symbol der Vollkommenheit. »Hat doch Gott den Menschen wie einen äußerst feinen Edelstein [»elegantissimus lapis«] auf die Welt gesetzt«, heißt es in einem ihrer Werke, »in dessen Glanz sich nun jedes Geschöpf sich widerspiegelt, weil er es ist, der über aller Schöpfung steht.«

Nach dem Sündenfall von Adam und Eva, der einen »Niedergang der Natur« nach sich zog, ließ Gott es nicht zu, daß die Kraft und die Zierde der Edelsteine verlorenginge, und so blieben sie »in aller Ehrenhaftigkeit und Segenskraft sowie als Heilmittel weiterbestehen, zugleich als Erinnerung an den Glanz des Paradieses. Daher hat der Teufel einen Haß auf sie, weil sie auch ihn an seine frühere Herrlichkeit gemahnen. Diese Edelsteine entstehen aus der Kraft der Sonne sowie aus ihrer eigenen feuchten Natur: über verschiedene Phasen der Erwärmung und Erstarrung bekommen sie Farbe und Nutzkraft« (zitiert nach Schipperges »Heilkunde«).

Folgende Schmucksteine gehören u. a. zur »Edelstein-Medizin« Hildegards von Bingen und können – nach dem Glauben ihrer Anhänger – durch die Kraft ihrer Strahlung Heilung bringen, sei es, daß sie auf den Körper aufgelegt, in Arzneien gelegt oder gelegentlich auch pulverisiert werden. Nicht alle Hildegard-Forscher sind der Meinung, daß es sich beim »Edelsteinbuch« um einen Originaltext der Heiligen handelt. Er könnte auch von Kopisten nachträglich beigefügt worden sein.

Achat

Faseriges Quarzaggregat (Chalzedon). Sein Name wird von dem Fluß Achates in Sizilien abgeleitet. Er gilt bei uns auch als Glücksstein für die im Mai Geborenen und wurde früher als Amulett gegen Zahnschmerzen getragen. Hildegard empfahl u. a. bei einer »hinfallenden Krankheit« (Epilepsie, Fallsucht), »Achat auf der Haut zu tragen, und es wird ihm dadurch bessergehen.«

Bergkristall

Kristallisierte Kieselsäure. Unsere Vorfahren glaubten, Bergkristall wäre versteinertes Eis. Er sollte Reinheit und Gesundheit erhalten und bei Galle- und Nierenkranken Linderung bringen. Schwangere Frauen sollten ihn in Honig zerrieben genießen, damit er die »Milch vermehre«. Das Edelsteinbuch Hildegards nennt für Bergkristall folgende Anwendungsgebiete: Sehstörung, Kropfbildung, Herz-, Magen-, Darm- und Bauchbeschwerden, Überregbarkeit mit Kraftlosigkeit und Schwächeanfällen, Schwitzen
Nur in der Wolfenbütteler Handschrift des Steinbuches findet sich eine Bergkristallanwendung, die Dr. Gottfried Hertzka und Dr. Wighard Strehlow in ihrem Buch »Die Edelsteinmedizin der heiligen Hildegard« folgendermaßen beschreiben: »Der Hildegard-Text benützt [für die Krankheit] den heute noch nicht ganz vergessenen Namen Synkope, womit das moderne medizinische Lexikon einen Anfall von »Bewußtseins- und Tonusverlust bei kreislauf- und kardial bedingten zerebralen Hypoxien« bezeichnet und

hinzufügt, daß auch psychische Faktoren mitspielen können. Der einschlägige Hildegard-Text lautet (zitiert nach der Basler Heilmittelausgabe, A 18):

> Wer an syncope leidet, der hat ein übersprudelndes Wesen, ist aber unkräftig und machtlos und spürt manchmal einen plötzlichen Zusammenbruch seiner Kräfte, so daß er wie ein Toter daliegt. So einer soll einen Bergkristall oder auch mehrere oder soviel er bekommen kann, an der Sonne warm machen und sie einen halben Tag lang oder eine Stunde lang über den Nabel unterhalb seiner Brust so gewärmt andrücken. Das soll er oft machen. Auch soll er diesen Kristall an der Sonne wärmen und hurtig Wein darübergießen und also oftmals trinken, und die syncope wird weichen.

Diamant

Aus griech. *adamas* = der Unbezwingbare, kristallisierter Kohlenstoff. Kommt in Form von Oktaedern vor, ist farblos oder schwach gelblich, selten bläulich, grünlich oder rötlich, meist durchsichtig, doch gibt es auch trübe, undurchsichtige oder schwarze Diamanten. Als Amulett getragen, soll er seinen Besitzer unbesiegbar, unverwundbar und unbehexbar machen, ihm Macht und Charakterstärke verleihen, die Reinheit und den Frieden erhalten. Bei Hildegard finden sich folgende Anwendungsgebiete: Gelbsucht, Fettsucht (Adipositas), Schwermut, krankhafte Einbildungen.

Hyazinth

Zirkonsilicat. Unsere Ahnen sagten ihm eine mystische Beziehung zum Sternbild des Stiers und zum Planeten Venus nach. Glücksstein für die im Januar Geborenen. Hildegard schreibt ihm mehr Kräfte zu als dem Diamanten:

> Wenn ein Mensch an einer Beeinträchtigung seines Augenlichtes leidet oder wer trübe und geschwürige Augen hat, der halte einen Hyazinth in die Sonne. Sogleich besinnt sich der Stein, daß er vom Feuer abstammt, und erwärmt sich sehr rasch. Sofort mache ihn mit deinem Speichel ein wenig feucht und lege ihn hurtigst also auf die Augen, damit es dadurch warm wird. Das mache oft, und die Augen werden aufgehellt und gesund ...,

heißt es in Hildegards »Physika«.

Jaspis
Hornstein, körniges Quarzaggregat. Glücksstein für die im März Geborenen. Gichtkranken empfahl Hildegard, »einen Jaspis auf die schmerzende Stelle zu drücken, bis er warm wird – und die Gicht wird weichen, weil die gute Wärme und die gute Kraft [des Jaspis] jene falsch kalten und falsch warmen Säfte heilt und zur Ruhe bringt.«

Karneol
Faseriges Quarzaggregat. Bevorzugter Siegelringstein der Römer. Glücksstein für die im Juli und August Geborenen. Bei Hildegard u. a. ein Mittel gegen Nasenbluten.

Onyx
Faseriges Quarzaggregat. Die Hildegard-Medizin sagt ihm eine heilende Wirkung bei Milzschmerzen nach. Magenschmerzen als Folge von Magengeschwüre oder Gastritis gehören ebenfalls zu den Heilempfehlungen.

Prasem
Körniges Quarzaggregat, heute kaum noch bekannt, war für Hildegard ein Mittel gegen »brennendes Fieber«.

Rubin
Aluminiumoxid, ebenfalls ein Glücksstein für die im Juli und August Geborenen, gilt als Stein göttlicher Macht des Lebens und der brennenden Liebe. Außerdem soll er dem Volksglauben nach alle zersetzenden Krankheiten verhindern. Eine Jungfrau würde mit seiner Hilfe ihre Unschuld nicht verlieren. Den Männern erhalte er dagegen die sexuelle Potenz. Peter der Große von Rußland habe immer einige lose Rubine in der Tasche getragen. Hildegard empfahl den Rubin auch bei Kopfschmerzen: »Die Kraft dieses Steines durchdringt den Kopf schneller und stärker als die allerwertvollste Salbe oder auch ein Balsam.«

Saphir
Aluminiumoxid. Glücksstein für die im April Geborenen. Symbol der Treue, der hingebungsvollen Liebe und der Keuschheit. Im Mittelalter wurde er pulverisiert und mit anderen heilenden Substanzen bei Darmgeschwüren verabreicht. Hildegard empfahl ihn bei Bindehautentzündung: »Wenn jemandem die Augen vor Schmerzen rot werden und geschwürig oder wem die Sehkraft schwindet, der nehme nüchtern einen Saphir in seinen Mund und mache ihn mit seinem Speichel feucht. Mit dem Finger nehme man den Speichel vom Saphir und befeuchte damit die Augen, und zwar so, daß auch der Saphir die Augen inwendig berührt, und sie werden geheilt und ganz klar« (zitiert nach der »Physika«).

Smaragd

Ein Beryllium-Aluminium-Silicat. In Europa war dieser Edelstein schon im Altertum bekannt, aber sehr selten und kostbar und galt deshalb auch als eine Art Allheilmittel. Kaiser Nero benutzte ein Smaragd-Monokel, weil er glaubte, dieses stärke die Kraft seiner Augen. Hildegard setzte ihn bei »Schwächezuständen und Hinfälligkeiten«, Gicht und Rheuma ein.

Perlen

Entsprechend der mittelalterlichen Tradition rechnete Hildegard von Bingen die Perlen zu den organischen Mineralien. In Bayern wurde zum Beispiel der Anspruch der Herzöge bzw. der späteren Kurfürsten vom damals sehr angesehenen Juristen Adlzreiter mit dem Hinweis begründet, daß diese »dem Mineralienreich« und daher dem Bergrecht zuzuordnen seien. Gemäß der Goldenen Bulle seien sie Eigentum des Landesherrn. Hätte man sie wie heute der Fischereiwirtschaft zugeordnet, wären die Erträge der Perlfischerei damals Eigentum der jeweiligen Grundstücksbesitzer, also der Bauern oder der Klöster, geworden und hätten nicht als »Regal« dem Landesfürsten geschickt werden müssen.

Interessanterweise sieht die Heilige nur bei Süßwasserperlen, die sie »Margariten« nennt (heutiger zoologischer Name: »Margaritifera Margaritifera«), Heilkräfte, nicht hingegen bei Meeresperlen. Vor den letzteren warnt sie sogar, weil sie »dem Menschen mehr Krankheit als Gesundheit eintragen«.

Süßwasserperlen, die früher in Mitteleuropa milliardenfach vorkamen und von denen es heute noch kleine Restbestände in einer Größenordnung von einigen hunderttausend Exemplaren gibt, spricht sie hohe Heilkraft zu. »Die Margariten selbst sind rein«, schreibt sie zum Beispiel in ihrer »Physika«. »Solche Perlen also nimm und leg sie ins Wasser, und der ganze Schlier und Schleim in diesem Wasser sammelt sich um die Perlen, und das Wasser darüber wird gereinigt und gesäubert. Wenn ein Mensch Fieber hat, trinke er oft das darüberstehende Wasser, und es geht ihm besser. Wer Kopfweh hat, wärme die Margariten an der Sonne, und so warm lege er sie über seine Schläfen, binde sie mit einem Tuch fest, und er wird geheilt.«

Hildegard und die Macht des Mondes: das »Empfängnis-Lunar«

Mit den Worten *»Einiges über die Empfängnis«* beginnt im Hildegard-Buch »Causae et Curae« eines seiner ungewöhnlichsten Kapitel. Es handelt sich um ein sogenanntes Empfängnis-Lunar. Die Anhänger dieser Lehre gehen davon aus, daß weniger der Zeitpunkt der Geburt als der Stand des Mondes und der Sterne im Moment der Zeugung für das künftige Schicksal eines Menschen von entscheidender Bedeutung sei.

Für dieses Horoskop wurde der Mondkalender benutzt. Ein Mond-Monat ist – von Neumond zu Neumond – in 30 »Mondstunden« eingeteilt (oder besser in »Mondtage«, denn jeder dauert etwas mehr als 22 Stunden). Für Frauen und Männer wird jeweils ein bestimmter Charaktertyp beschrieben, der jenen zugeordnet ist, die an diesem »Mondtag« gezeugt wurden.

Hildegard-Gelehrte streiten, ob dieser Kalender von Hildegard von Bingen stammt oder – was im Mittelalter durchaus üblich war – von einem Kopisten später dem medizinischen Lehrbuch »Causae et Curae« angefügt wurde. Der angesehene Medizinhistoriker und Autor vieler Hildegard-Bücher, Professor Heinrich Schipperges, hält diesen Kalender für »nicht hildegardisch«.

Für den »Hildegard-Arzt« Dr. Gottfried Hertzka sind die eher pessimistischen Aussagen gerade der Beweis, daß es sich um visionäres Wissen handelt. In »Das Wunder der Hildegard-Medizin« schreibt er zuerst: »Ich habe es mir

aber zum Grundsatz gemacht, den vorliegenden Hildegard-Text grundsätzlich für authentisch zu halten, auch wenn mir etwas nicht paßt oder unverständlich erscheint. Dann kommt das Argument: ›Wie sollte jemand die genaue Empfängniszeit wissen, um sagen zu können, was für ein Charakter daraus zwangsläufig werden soll. Es ist ausgeschlossen, daß Hildegard die dafür nötigen Familienstudien getrieben haben könnte. Das könnte höchstens eine Statistik, die sich über Tausende von Fällen mindestens über vierzig, fünfzig Lebensjahre erstrecken müßte, um zum Beispiel festzustellen, ob einer lang oder kurz *leben* wird kraft seiner Mondanlage ...‹. Also müßten sie von Gott diktiert sein.« Allerdings fragt Hertzka danach: »Für wen gelten diese Empfängnis-Charaktere?« Und antwortet gleich: »Nur für den Naturmenschen, den unerlösten, dem von seinem natürlichen Menschsein Gefesselten.«
Die Aussagen sind für Menschen der heutigen Tage in der Tat hart. Das zeigt schon die Einleitung (zitiert – wie auch die übrigen Texte – nach Hugo Schulz: »Ursachen und Behandlung der Krankheiten«, München, 1933):

> Wenn Menschen empfangen werden, wenn der Mond bei Regenwetter viele Wasserergüsse in sich trägt, zieht sie das Wasser gerne an zum Ertränken. Die, welche empfangen werden, wenn der Mond während der größten Sommerhitze scheint, zieht das Feuer gerne an sich zum Verbrennen. Die aber dann empfangen werden, wenn die Hundstage sind, werden, weil dies bissige Tage sind, leicht von wilden Tieren verschlungen. Die im Mai empfangen werden, fallen leicht von Bäumen oder anderen hohen Örtlichkeiten herab.

Man kann natürlich der Meinung sein, daß die mittelalterliche Autorin – oder der orientalische Autor, falls das Manuskript, wie Professor Schipperges vermutet, seinen Ursprung im arabischen Raum hat – alles nur im übertragenen Sinn gemeint hat. Oder daß die teils dramatischen Prognosen im »Empfängnis-Lunar« als eine Technik der Psychotherapie zu verstehen sind. Sie erleichterten es dem von vielen Gefahren bedrohten mittelalterlichen Menschen, sich auf jedes denkbare unglückliche Ereignis einzustellen. Dann kann man diese notfalls auf eine erträgliche Art erleben und verarbeiten. Das »Empfängnis-Lunar« könnte aber auch für den heutigen Menschen eine Möglichkeit darstellen, sich über persönliche Anlagen klar zu werden und die richtigen Wege zu sehen, die zu einem möglichst glücklichen und gesunden Leben führen.
An diesem Punkt kommt von vielen dann die Frage: Welcher »Mondtag« ist für mich zuständig? Dies herauszufinden ist zwar schwierig, aber nicht unmöglich. Von der Mutter erfährt man vielleicht das Empfängnisdatum. Mit Hilfe alter Kalender läßt sich dann der letzte Neumond vor diesem Tag und damit auch der »Mondtag« nach Hildegard feststellen. Eine gewisse Orientierung könnte auch der islamische Kalender geben, der sich ausschließlich am Lauf des Mondes orientiert. Jeder Monat ist 29 oder 30 Tage lang und beginnt zwei bis drei Tage nach dem Neumond. Der 6. Januar 1997 war zum Beispiel nach dem islamischen Kalender der 26. Tag des Monats Saban. Wenn man berücksichtigt, daß Saban erst zwei Tage nach dem Neumond begann, ist für an diesem Tag gezeugte Kinder der 24. Mondtag des Hildegardschen Empfängnis-Lunars zuständig.
Hier das »Empfängnis-Lunar« aus »Causae et Curae« nach

der Übersetzung von Hugo Schulz (»Hildegard von Bingen, Ursachen und Behandlung der Krankheiten«, in 7. Auflage erschienen im Haug-Verlag, Heidelberg):

Erster Mondtag

Der Mensch, der im ersten Mond empfangen wird, wenn dieser sein Licht von der Sonne erhält, wird, wenn es ein Knabe ist, hochmütig und hartherzig werden und liebt keinen Menschen außer dem, der ihn fürchtet und ehrt. Er redet von seinen Mitmenschen gerne schlecht, sowohl von deren hoher Stellung wie auch von allem, was sie besitzen. Er ist aber körperlich gesund, wird auch keine ernsthaften Krankheiten haben, aber nicht sehr alt werden.

Wenn es aber eine Frau ist, so will sie immerfort geehrt sein, wird von Fremden immer mehr geliebt wie von ihren Hausgenossen, ist in ihrem eigenen Hause pflichtvergessen und stets für neuankommende Leute interessiert. Ihren Hausgenossen dagegen begegnet sie übel und kümmert sich nicht um sie. Sie ist körperlich gesund. Hat aber einmal eine Krankheit sie ergriffen, dann ist sie schwer krank und beinahe auf den Tod, und lebt auch nicht lange.

Zweiter Mondtag

Wer im zweiten Mond empfangen wird, besitzt, wenn es ein Knabe ist, einen umfassenden Verstand und ausgedehnte Kenntnisse, einen gleichmäßigen Charakter und wird von den Menschen mit Ehrfurcht behandelt, bei einer Anwandlung von Furcht aber leicht von Grund aus erschreckt, ist oft, aber nur leicht, krank und kann länger leben, wie der im ersten Monde empfangen wird.

Wenn es aber eine Frau ist, so wird diese klug sein, erkundigt sich nach vielem und ist für sich und andere Menschen tätig besorgt. Sie will geliebt sein, kann aber nicht geliebt werden, wird von der Schwarzgalle geplagt und ist leicht schwermütig. Sie kann aber lange leben.

Dritter Mondtag

Wer im dritten Mond empfangen wird, wird, wenn es ein Knabe ist, rechtschaffen sein, und diese Rechtschaffenheit nützt ihm nichts, weil er ein Sonderling ist, sich mehr um Fremde wie um die eigenen Angelegenheiten kümmert und mehr um fremde Menschen wie um bekannte seufzt, Gott ohne werktätige Liebe dient und durch seinen Eigendünkel leicht seinen Halt verliert. Er wird leicht krank am Körper, kann aber trotzdem lange leben.

Wenn es aber eine Frau ist, so hat sie Unglück und Mißgeschick in den weltlichen Dingen, gleichwohl aber bringt sie ihre Seufzer vor Gott, und ihre Gefäße leiden an häufigen, aber erträglichen Krankheiten, auch kann sie lange leben.

Vierter Mondtag

Wer im vierten Mond empfangen wird, wird, wenn es ein Knabe ist, geistig schwach sein und leicht von anderen Leuten betrogen. Dabei aber ist er gutmütig, hat auch Glück, so daß er im Hochmut reich wird und geehrt wird, ist körperlich gesund und wird ziemlich lange, aber doch nicht sehr lange leben.

Wenn es aber eine Frau ist, so wird sie löblicher Art sein, ihren Mitmenschen wert, kommt gut mit den Menschen aus, wird leicht krank, fühlt oft die Schwäche in ihrem Körper und wird nicht lange leben.

Fünfter Mondtag

Wer im fünften Mond empfangen wird, wird, wenn es ein Knabe ist, rechtschaffen sein und zuverlässig, tapfer und ausdauernd sein, gesund am Körper und ziemlich lange leben.

Wenn es aber eine Frau ist, wird sie männlicher Art, zanksüchtig und unfreundlich sein, dabei aber rechtschaffen. Sie wird zuweilen, jedoch nicht oft, von leichterem Kranksein geplagt und kann auch ziemlich lange leben.

Sechster Mondtag

Wer im sechsten Mond empfangen wird, wird, wenn es ein Knabe ist, gutmütig und von einnehmendem Wesen sein, hat aber keine männlichen Gewohnheiten, wird weichlich sein wie ein Weib, ist auch leicht krank und wird nicht lange leben.

Wenn es aber eine Frau ist, so wird sie rechtschaffen, sittsam und ihren Mitmenschen lieb werden, ist körperlich gesund und wird nicht lange leben.

Siebenter Mondtag

Wer im siebenten Mond empfangen wird, wird, wenn es ein Knabe ist, töricht und verstandesleer sein, er glaubt aber, daß er weise ist, wo er doch nicht weise ist, und wird den Menschen nicht liebenswert sein, hat kräftige Gefäße und ist körperlich nicht viel krank. Befällt ihn aber einmal eine Krankheit, dann kommt er sich als Dulder vor und wird schwermütig werden. Er wird eine Zeitlang leben.

Wenn es aber eine Frau ist, so wird sie dreist werden, aber dumm und ohne Verstand, zum Jähzorn geneigt, den Menschen zuwider, gesund am Leibe und lange leben.

Achter Mondtag

Wer im achten Mond empfangen wird, wird, wenn es ein Knabe ist, weise, sittenstreng und in all seinen Angelegenheiten maßvoll sein, seinen Mitmenschen ein Helfer und körperlich gesund. Wird er einmal krank, so erholt er sich leicht wieder und wird ziemlich, aber doch nicht übermäßig alt werden.

Wenn es aber eine Frau ist, so wird sie wonniglich und liebenswert sein, sich gerne schmücken und ehrbar sein, sie liebt die Männer nicht, ist körperlich gesund und wird ziemlich, aber doch nicht übermäßig alt werden.

Neunter Mondtag

Wer im neunten Mond empfangen wird, ist, wenn es ein Knabe ist, leicht furchtsam, wird unkeusch und körperlich schwach sein und nicht lange leben.

Wenn es aber eine Frau ist, so wird sie schamhaft sein, die Männer nur in Züchten lieben, schwach am Körper sein und nicht lange leben.

Zehnter Mondtag

Wer im zehnten Mond empfangen wird, wird rechtschaffen, bieder und tüchtig sein, glücklich, gesund am Körper und lange leben.

Wenn es aber eine Frau ist, so wird sie rechtschaffen sein und geliebt von ihren Mitmenschen, begehrenswert wie eine Lilie, ordentlich und glücklich. Sie wird leicht krank, wird sich aber bald erholen und lange leben.

Elfter Mondtag

Wer im elften Mond empfangen wird, wird, wenn es ein Knabe ist, jähzornig sein und kein Glück haben, liebt die

Frauen nicht und wird körperlich nicht gesund sein und auch nicht sehr lange leben.
Wenn es aber eine Frau ist, so wird sie leicht auffahrend, geschäftig und in übler Nachrede schwatzhaft sein, dabei aber sonst rechtschaffen. Sie wird leicht von schwerer Krankheit befallen, wird aber schnell wieder gesund und wird nicht lange leben.

Zwölfter Mondtag

Wer im zwölften Mond empfangen wird, wird, wenn es ein Knabe ist, wankelmütig werden, seinen Geist bald hierhin, bald dorthin gerichtet haben, strebt nach fremden Orten und fremden Dingen und liebt das. Sein ganzes äußeres Benehmen ist seinen Mitmenschen unbequem, er wird schwermütig sein und nicht lange leben.
Wenn es aber eine Frau ist, wird sie einen unbeständigen Charakter haben, unwissend sein und wünscht nicht, durch gute Lehren gebessert zu werden. Sie wird ihren Mitmenschen lästig fallen, nicht viel mit Krankheit zu tun haben, aber doch nicht lange leben.

Dreizehnter Mondtag

Wer im dreizehnten Mond empfangen wird, wird, wenn es ein Knabe ist, grämlicher Gemütsart sein, furchtsam und unzuverlässig, verredet die Menschen gern, wird leicht wütend und lebt lange.
Wenn es aber eine Frau ist, so wird sie nicht liebenswürdig sein, aber schlau, und spendet ihren Rat aus Betrügerei. Sie wird leicht von der Gicht geplagt und lange leben.

Vierzehnter Mondtag

Wer im vierzehnten Mond empfangen wird, wird, wenn es ein Knabe ist, beherzt und stolz sein, ein arbeitsames Leben führen, seine Ehre mit Arbeit bis zum Tode hochhalten und nicht viele Kinder aus sich zeugen. Er wird leicht krank, aber bald wieder gesund und wird nicht lange leben.

Wenn es aber eine Frau ist, wird sie sittsam sein, strebt nach keiner Ehre, da sie selbst in Ehren steht, und wird ihre Ehre unversehrt erhalten. Sie wird arbeitsam sein, aber nicht geliebt werden können, und gesund am Körper sein, aber nicht lange leben.

Fünfzehnter Mondtag

Wer im fünfzehnten Mond empfangen wird, wird, wenn es ein Knabe ist, in Ehre und Glück leben, in allen seinen Werken, die er angefangen hat, tüchtig und wird in ihnen nicht nachlassen, sie seien gut oder böse, weil er bei Vollmond empfangen ist. Er ist gesund am Körper und wird nicht lange leben.

Wenn es aber eine Frau ist, wird sie löblicher Art werden, eingenommen für Neuheiten, sie wird geehrt werden und in dem, was Gott gebührt, leicht verlorengehen, wenn sie Gott nicht die Ehre gegeben hat. Sie wird leicht körperlich krank, aber bald wieder gesund und nicht lange leben.

Sechzehnter Mondtag

Wer im sechzehnten Mond empfangen wird, wird, wenn es ein Knabe ist, einen gewöhnlichen Charakter haben, der keinem Menschen gefallen, sondern unlauter sein wird. In seinen Werken wird er keinen Erfolg haben, dennoch aber soviel Eigendünkel besitzen, daß er in diesem Leben ohne

Mangel wird auskommen können. Krankheiten plagen ihn nicht leicht und er wird alt werden.
Wenn es aber eine Frau ist, wird sie eine Närrin werden und einen wenig ausdauernden Charakter besitzen, gleichwohl aber ihre Lebenshaltung stolz durchführen. Körperlich ist sie gesund und wird lange leben.

Siebzehnter Mondtag

Wer im siebzehnten Mond empfangen wird, wird, wenn es ein Knabe ist, ein alberner Mensch werden und Mangel an Verstand haben. Indessen ist er in anderer Hinsicht brauchbar, und die Menschen amüsieren sich mit ihm wie mit einem Kinde. Er wird geliebt werden und leicht an seinem Mark krank werden, auch nicht gar lange leben, jedoch zu leidlichen Jahren kommen.
Ist es aber eine Frau, so wird sie töricht sein, zänkisch und zum Jähzorn geneigt, zwischendurch aber gutmütig, so daß man sie deshalb gerne haben wird. Häufig wird sie von sinnberaubenden Krämpfen geplagt und wird auch nicht lange leben, jedoch alt genug werden.

Achtzehnter Mondtag

Wer im achtzehnten Mond empfangen wird, wird, wenn es ein Knabe ist, ein Dieb werden, hat die Leidenschaft des Stehlens und wird also als Dieb befunden werden. Grundbesitz hat er nicht, weil er fast kein Eigentum von der Erde, das heißt: keine Äcker, Weinberge und ähnliches, zu besitzen, sondern immer nur anderen wegzunehmen verlangt, was nicht sein ist. Körperlich ist er gesund und wird so, wie er sich hat, lange leben.
Ist es aber eine Frau, so wird sie hinterlistig sein, einen

fuchsähnlichen Charakter haben. Sie sagt beinahe nichts so, wie sie es im Herzen meint, sondern betrügt wegen der Nichtswürdigkeit ihres Charakters mit ihrer Rede die Menschen und bringt, wenn sie es fertigbekommt, ehrliche Menschen in den Tod. Sie ist körperlich gesund, leidet aber zuweilen an Geistesstörung und kann so, wie sie ist, lange leben. Es sind aber solche Charaktere, beim Manne sowohl wie bei der Frau, Gott nicht angenehm.

Neunzehnter Mondtag
Wer im neunzehnten Mond empfangen wird, wird, wenn es ein Knabe ist, einfältig sein, frei von Hinterlist, aber den Menschen liebenswert und wird keinen Überfluß an Mitteln haben, wenn ihm nicht durch andere Leute geholfen wird. Körperlich ist er gesund, gleichwohl wird er nicht lange leben.
Wenn es aber eine Frau ist, wird sie töricht sein, jedoch ihren Mitmenschen liebenswert und wird in ihrem Eigendünkel leicht zu Schaden kommen, wenn ihr nicht von anderen Hilfe geleistet wird. Sie wird leicht krank werden, aber bald wieder gesund und nicht lange leben.

Zwanzigster Mondtag
Wer im zwanzigsten Mond empfangen wird, wird, wenn es ein Knabe ist, kräftig sein und schlecht, ein Räuber und Mörder, und daran seine Freude haben. Er wird nicht leicht krank, wenn ihn aber eine Krankheit ergriffen hat, wird er schwer krank und nicht lange leben.
Wenn es aber eine Frau ist, wird sie eine Verräterin und Zerstörerin werden und eine Giftmischerin und vergiftet ihre Mitmenschen gern. Sie wird leicht mondsüchtig sein und lange leben.

Einundzwanzigster Mondtag
Wer im einundzwanzigsten Mond empfangen wird, wird, wenn es ein Knabe ist, leer sein an Verstand und Gefühl, aller üblen Laune voll, weiß sich in keiner Angelegenheit zu helfen, sondern hält sich wie ein Tor, der auf seinem Wege irrt. So einer vertrocknet innerlich, ist traurig und kann nicht getröstet werden. Richtige Krankheiten wird er nicht haben, wird aber durch die traurige Verstimmung seines Geistes manchmal krank und wird auf diese Weise lange leben.
Wenn es aber eine Frau ist, so wird sie von den anderen Menschen geliebt werden, aber furchtsam und ängstlich sein, weiß auch nicht sich selbst auf den rechten Weg zu bringen, so daß sie schon vor Furcht vergehen möchte, wenn selbst ein Kind ihr drohen würde. Sie hat auch körperlich nicht viel zu leiden, wird aber durch die Traurigkeit in ihrem Gemüt beschwert und dadurch zuweilen unpäßlich und so lange leben.

Zweiundzwanzigster Mondtag
Wer im zweiundzwanzigsten Mond empfangen wird, wird, wenn es ein Knabe ist, zwiefältiger Sinnesart werden und im Kriege sich so verhalten wie einer, der im Kriege nicht tapfer kämpft. Aber in bezug auf das, was ihm dort vorteilhaft scheint, und für das, was er als gewinnbringend erkennt, hält er sich so vor den Menschen, und wie die Luft sich ändert, so ist auch sein Geist. Gleichwohl ist er einigermaßen tüchtig, aber seinen Mitmenschen nicht sehr liebenswert, körperlich gesund und wird lange leben.
Wenn es aber eine Frau ist, so ist sie hohl und leer in ihrem Charakter und zieht mit diesem Charakter, nicht durch Buhlerei, die Männer an sich. Sie lügt gerne und verfällt

leicht in schwere Krankheiten, so wie die Krankheiten der Hirnwütigen sind und derjenigen, deren Fleisch die Würmer verzehren, und wird lange leben.

Dreiundzwanzigster Mondtag

Wer im dreiundzwanzigsten Mond empfangen wird, wird, wenn es ein Knabe ist, wohlwollend sein und eine milde Gesinnung haben, wendet sich gerne einem guten Rat zu, versteht dagegen nicht, sich vor den Benachteiligungen durch anderer Hinterlist zu bewahren. Es fehlt ihm nicht an Glück, obwohl er sein Glück nur mit genauer Not festhält. Am Körper wird er leicht krank, aber bald wieder genesen und lange leben.

Wenn es aber eine Frau ist, wird sie züchtig sein und wegen ihrer Sittsamkeit, die ihr eigen ist, allen liebenswert. In ihrem Selbstgefühl aber ist sie nicht überlegt und auch nicht schlau, aber immerhin ziemlich glücklich, wenig körperlich krank und wird lange leben.

Vierundzwanzigster Mondtag

Wer im vierundzwanzigsten Mond empfangen wird, wird, wenn es ein Knabe ist, zu übler Nachrede neigen und überlegt sein und immer dahin streben, für sich allein reich zu sein. Er ist karg und kaum einem Menschen nütze. Körperliche Krankheit ficht ihn nicht viel an, und er wird ziemlich lange leben.

Wenn es aber eine Frau ist, wird sie klug und listig sein und den Menschen rechtschaffen erscheinen, nützt ihnen aber nicht. Sie ist am Körper nicht viel krank, wird aber manchmal an der Drachengeschwulst zu leiden haben und ziemlich lange leben.

Fünfundzwanzigster Mondtag
Wer im fünfundzwanzigsten Mond empfangen wird, wird, wenn es ein Knabe ist, stolz und frevelmütig sein und würde klug sein, wenn der Stolz und der Frevelmut, die in ihm stecken, seine Weisheit nicht auseinanderblasen würden, wie der Wind, der den Staub zerbläst. Er ist so wie der, der mehr will, wie er vermag, also wie ein Schiff, das kaum im Wasser schwimmt. Sein Stolz wird ihm oft zum Nachteil, und seinen Mitmenschen ist er unerfreulich. Er wird leicht in ekelhafte Krankheiten verfallen und nicht lange leben.
Wenn es aber eine Frau ist, wird sie ein schönes Antlitz haben, macht sich sozusagen groß in ihrer Rechtschaffenheit und ist nicht rechtschaffen, weil, wenn die Rechtschaffenheit bei ihr gesucht wird, diese nicht gefunden werden wird. Dadurch macht sie sich verhaßt und wird in ihrem Hochmut zu Fall kommen. Sie ist nicht viel krank am Körper, wird aber nicht lange leben.

Sechsundzwanzigster Mondtag
Wer im sechsundzwanzigsten Mond empfangen wird, wird, wenn es ein Knabe ist, weise sein und überlegt sich all sein Tun mit Verstand. Er wird leicht von Fiebern geplagt und kann lange leben.
Wenn es aber eine Frau ist, wird sie klug sein und tätig, beständig und keusch, aber leicht vom Phlegma geplagt und lange leben.

Siebenundzwanzigster Mondtag
Wer im siebenundzwanzigsten Mond empfangen wird, wird, wenn es ein Knabe ist, furchtsam sein, leicht von Wehmut verzehrt, und es grault ihm leicht. Trotzdem aber

ist er rechtschaffen und brauchbar, wird auch von seinen Mitmenschen geliebt. Schwere Krankheiten aber, wie die Schwarzgalle, quälen ihn leicht, aber wird ziemlich lange leben.
Wenn es aber eine Frau ist, wird sie tugendreich sein, solange sie von ihren Mitmenschen gerne gehabt wird, und körperlich schwach sein, trotzdem aber ziemlich lange leben.

Achtundzwanzigster Mondtag

Wer im achtundzwanzigsten Mond empfangen wird, wird, wenn es ein Knabe ist, in seiner Gesinnung, seinen Gewohnheiten und in seinem äußeren Gehaben schwer zu durchschauen sein und tut so, als sei er nicht bei Sinnen. Er hat aber hinreichende Einsicht und Kenntnisse für seine eigene Person, ist unleidlich und verfällt leicht in die Krankheit der Sinnlosigkeit und wird ziemlich lange leben.
Wenn es aber eine Frau ist, wird sie närrisch und dumm sein, einen schwer erträglichen Charakter besitzen, kann von den Menschen nicht geliebt werden, wird leicht vom Fieber geplagt und verhältnismäßig alt werden.

Neunundzwanzigster Mondtag

Wer im neunundzwanzigsten Mond empfangen wird, wird, wenn es ein Knabe ist, neugierig sein, schwer verständlich in seinen Sitten und im äußeren Benehmen, liebt neue Moden in der Kleidung und den Sitten der Länder, erwärmt sich für heraufgekommene, unzuverlässige Leute, hat in seinem Leibe leicht giftige Säfte und wird deshalb oft krank sein und nicht lange leben.

Wenn es aber eine Frau ist, wird sie bequem und eitel sein, zieht mit ihren Sitten und ihrem Benehmen die Männer hinter sich her, wird leicht krank am Magen und nicht lange leben.

Dreißigster Mondtag

Wer im dreißigsten Mond empfangen wird, wird, wenn es ein Knabe ist, arm sein, und, wenn er von adeligem Geschlecht ist, immer weiter herunterkommen und kein Glück haben. An seinem Leibe, seinen Kräften und seinem Fleisch nimmt er leicht ab, wird aber alt genug werden.
Wenn es aber eine Frau ist, wird sie arm sein, geschwätzig beim Schmähen und ist lieber mit fremden Menschen zusammen wie mit ihren Bekannten. Sie wird körperlich nicht viel krank sein und ziemlich lange leben.

Woher stammt das Wissen der Heiligen?

Zum Schluß bleibt die Frage, woher stammt das Wissen der Heiligen? Es gibt drei verschiedene Theorien, warum Hildegard von Bingen bereits vor 800 Jahren dieses Wissen haben konnte: Eine Gruppe, dazu zählt der Arzt Dr. Gottfried Hertzka, ist der festen Überzeugung, daß die Mystikerin die Rezepte wie ihre anderen Visionen aus einer anderen Welt diktiert bekam. Dr. Hertzka spricht zum Beispiel wörtlich von der »Sekretärin des Heiligen Geistes«. Dr. Hertzka veröffentlichte Bücher über Hildegards Therapievorschläge, die zum Beispiel den Titel »So heilt Gott« haben. Im Klappentext zu »Das Wunder der Hildegard-Medizin« heißt es: »In diesem Buch werden die Argumente erhärtet und der unwiderlegbare Nachweis gebracht, daß wir durch Hildegard tatsächlich eine Medizin göttlichen Ursprungs besitzen.«

Und im Buch selbst schreibt Dr. Hertzka zur Frage der Quellen: »Für mich ist die Quellenfrage entschieden. Hildegard-Quellen suchen heißt, nicht glauben wollen, daß Gott so groß sein kann, wie er es bei Hildegard war ...« Er zitiert aus den Schriften Hildegards die Textstelle, nach der sie »zum Reden zu ängstlich, zum Erklären zu naiv, zur Schriftstellerei zu ungebildet« sei.

Andere glauben dagegen, daß die Klosterfrau ihre Erfahrungen als »erste Frauenärztin Deutschlands« niederschrieb. Eine dritte Gruppe vermutet, daß die Äbtissin das gesammelte medizinische Wissen der damaligen Klosterwelt niederlegte und mit Hilfe wissens- und schreibkundiger Zeitgenossen auch viele griechische und arabische Schriften heranzog. (Die arabische Wissenschaft hatte damals Mitteleuropa stark beeinflußt. Viele wichtige medizinischen Werke, etwa von Constantinus Africanus, waren schon vor Hildegards Geburt ins Lateinische übersetzt worden.) Vermutlich schöpfte diese großartige Frau aus drei Quellen: Intuition, persönlicher Erfahrung und dem damals in Europa und Arabien bereits vorhandenen und durch häufig reisende Professoren weit verbreiteten medizinischen Wissensschatz.

Literaturverzeichnis

Aebi, A., Büchi, J., Waaler, T. und Eichenberger, E.: Inhaltsstoffe von Petasites hybridus (L.) Fl. Wett. In: Pharmaceutica Acta Helvetiae 1955

Braun, H.: Heilpflanzen-Lexikon für Ärzte und Apotheker. Stuttgart 1968

Chávez Alvarez, Fabio: »Die brennende Vernunft«. Studien zur Semantik der »rationalitas« bei Hildegard von Bingen. Stuttgart-Bad Cannstatt

Els Gustav: Handlexikon: Schmucksteine, Edelmetalle, Perlen, Fischer Taschenbuch Verlag 1973

Führkötter, Adelgundis: Hildegard von Bingen. Salzburg: O. Müller. 3. Aufl. 1983. 54 S.

Hertzka, Dr. Gottfried/Strehlow, Dr. Wighard: Handbuch der Hildegard-Medizin, Bauer Verlag 1996

Hl. Hildegard: Briefwechsel mit Wibert von Gembloux. Hrsg. und übersetzt von Walburga Storch OSB mit einem kunstgeschichtlichen Beitrag von Werner Lauter. Augsburg: Pattloch 1993. 127 S.

Hildegard von Bingen: Wisse die Wege. Eine Schau von Gott und Mensch in Schöpfung und Zeit. Übers. und hg. von Walburga Storch OSB. Aschaffenburg: Pattloch 1991. XXIII, 616 S., 35 schwarz-weiße Bildtafeln

Hildegard von Bingen: Wisse die Wege. Scivias. Nach dem Originaltext des illuminierten Rupertsberger Kodex der Wiesbadener Landesbibliothek ins Deutsche übertragen und bearbeitet von Maura Böckeler. Salzburg: O. Müller. 7. Aufl. 1981. 433 S. Mit 35 Taf.

Hildegard von Bingen: Das Buch von den Fischen. Nach den Quellen übersetzt und erläutert von Peter Riethe. Salzburg: O. Müller 1991. 150 S. Zahlr. Abb.

Hildegard von Bingen: Das Buch von den Tieren. Nach den Quellen übersetzt und erläutert von Peter Riethe. Salzburg: O. Müller 1996. 249 S. mit Abb.

Hildegard von Bingen: Heilkunde. – Causae et Curae – Das Buch von dem Grund und Wesen und der Heilung von Krankheiten. Nach den Quellen übersetzt und erläutert von H. Schipperges. Salzburg. 3. Auflage o. J.

Hildegard von Bingen: Pflanzliche Heilmittel mit gynäkologisch-geburtshilflicher Indikation, Lys Dorin Ritzmann Schilt, Juris Druck + Verlag Dietikon 1994

Hildegard von Bingen: Ursachen und Behandlung der Krankheiten – (causae et curae), Übersetzung von Hugo Schulz. Mit einem Geleitwort von Ferdinand Sauerbruch, 7. Auflage, Verlag: Karl F. Haug, Heidelberg

Hoppe, H.: Drogenkunde. Handbuch der pflanzlichen und tierischen Rohstoffe. Hamburg 1958

Kerner, Charlotte: »Alle Schönheit des Himmels«. Die Lebensgeschichte der Hildegard von Bingen. Weinheim und Basel: Beltz 1993. 188 S. mit Abb.

Lautenschläger, Gabriele: Hildegard von Bingen. Die theologische Grundlage ihrer Ethik und Spiritualität. Stuttgart-Bad Cannstatt: Frommann-Holzboog. 1993. 423 S.

Lauter, Werner: Hildegard-Bibliographie. Wegweiser zur Hildegard-Literatur, Alzey: Rheinhessische Druckwerkstätte, 1970, 83 S. (Alzeyer Geschichtsblätter. Sonderheft 4.)

Lauter, Werner: Hildegard-Bibliographie. Wegweiser zur Hildegard-Literatur. Band II 1970–1982, Alzey: Rheinhessische Druckwerkstätte, 1984, 96 S.

Madaus, G.: Lehrbuch der biologischen Heilmittel. 3 Bände. Hildesheim 1976

Mystik in Geschichte und Gegenwart. Texte und Untersuchungen. Abt. I: Christliche Mystik. 8, Frommann-Holzboog 1991, 282 S.

Nigg, Walter: Hildegard von Bingen, Lieder, Salzburg 1992

Ohrt, F.: Herba, Gratia Plena, Segenssprüche über Heilkräuter. Helsinki 1929

Pukownik, Peter: Hl. Hildegard: Heilfasten, Gesundheit für Körper und Seele, Pattloch Verlag, Augsburg 1992

Reger, Karl Heinz: Hildegard Medizin: Die natürlichen Kräuterrezepte und Heilverfahren der hl. Hildegard von Bingen, 1993 Wilhelm Goldmann Verlag, München, 319 S.

Schipperges, Heinrich: Der Garten der Gesundheit. Medizin im Mittelalter. Mit 46 Abbildungen. München: Deutscher Taschenbuch Verlag 1990. 280 S.
Schipperges, Heinrich: Hildegard von Bingen. München: Beck 1995. 122 S. (Beck'sche Reihe 2008)
Schmidt, Margot: Die fragende Schau der heiligen Hildegard. Leutesdorf: Johannes-Verlag. 1. Aufl. 1992. 86 S. mit 7 Abb.
Schrader, Marianne OSB: Die Herkunft der heiligen Hildegard, Mainz 1901
Schulte-Uebbing, Dr. med. Claus: Hl. Hildegard: Umweltkrankheiten natürlich behandeln, Giftstoffe erkennen und vermeiden, Pattloch Verlag, Augsburg 1995
Schwarz, H.: Pflanzengeschichtliche Studien. Mittenwald 1931
Strehlow, Dr. Wighard: Hildegard-Heilkunde von A–Z, Originalausgabe, 1996 München
Strehlow, Dr. Wighard: Das Hildegard von Bingen-Kochbuch, 2. Auflage, 1996 München
Ulrich, Ingebor: Hildegard von Bingen: Mystikerin, Heilerin, Gefährtin der Engel, vollst. Taschenbuchausg. 1995, München
Widmayr, Ch.: Der Bauerngarten – ein Relikt aus vergangener Zeit oder ein lebendiger Garten? In: Schönere Heimat 1983
Widmer, Berthe: Zum Frauenverständnis Hildegards von Bingen. In: Theologische Zeitschrift 45, 1989. Heft 2/3, S. 125–141. Festschrift für M. A. Schmidt zum 70. Geburtstag am 20. Juli 1989.

Tiefe des Gotteswissens – Schönheit der Sprachgestalt bei Hildegard von Bingen. Internationales Symposium in der Katholischen Akademie Rabanus Maurus Wiesbaden-Naurod vom 9. bis 12. September 1994. Hrsg. von Margot Schmidt. Stuttgart-Bad Cannstatt 1995. IX, 239 S. (Mystik in Geschichte und Gegenwart. Texte und Untersuchungen. Abt. I. Hrsg. von Margot Schmidt und Helmut Riedlinger. Bd. 10.)
- S. VII Grußadresse Seiner Eminenz Joseph Cardinal Ratzinger
- S. IX Vorwort
- S. 1–17 Irmgard Müller, Bochum: Zur Verfasserfrage der medizinisch-naturkundlichen Schriften Hildegards von Bingen
- S. 19–28 Albert Derolez, Brüssel: Die Bedeutung der neuen Edition von Hildegards »Liber divinorum operum«

- S. 29–48 Angela Carlevaris OSB, Eibingen: »Scripturas subtiliter inspicere subtiliterque excribrare«
- S. 49–83 Christel Meier, Münster: Operationale Kosmologie. Bemerkungen zur Konzeption der Arbeit bei Hildegard von Bingen.
- S. 85–98 Hermann Josef Pretsch, Zwiefalten: Pastoralbriefe als Geschichtsquelle. Zum Hildegard-Briefwechsel mit »schwäbischen« Adressaten
- S. 99–116 Elisabeth Gössmann, München/Tokyo: Zur theologischen Bedeutung der Mutterschaftssymbolik bei Hildegard von Bingen
- S. 117–142 Margot Schmidt, Eichstätt: Zur Bedeutung der geistlichen Sinne bei Hildegard von Bingen
- S. 143–153 Pozzi Escot, Boston/USA: Das mathematische Mittel als Symbol für das universale Denken Hildegards von Bingen
- S. 155–165 Robert Cogan, Boston/USA: Ein Schöpfungsmodell. Hildegards von Bingen »O quam mirabilis«
- S. 167–179 Renate Blumenfeld-Kosinski, Princeton/USA: Das Konzept von Frau und Mann bei Hildegard von Bingen und Christine de Pizan
- S. 181–192 Régine Pernoud, Paris: Die Predigten Hildegards von Bingen
- S. 193–207 Bruce W. Hozeski, Muncie/USA: Hildegards von Bingen »Liber vitae meritorum« aus literarischer Perspektive
- S. 209–222 Sabina Flanagan, Adelaide/Australien: Die Heiligen Hildegard, Elisabeth, Ursula und die elftausend Jungfrauen
- S. 223–230 Margot Schmidt: Erträge und Ausblicke

Werke der heiligen Hildegard

Visionsbücher

»*Scivias*« – Wisse die Wege (entstanden 1141 bis 1151), Glaubenskunde, dreiteilige Schrift mit 26 Visionen
»*Liber vitae meritorum*« – Buch der Lebensvergeltung (entstanden 1158 bis 1161)
»*Liber vitae meritorum*« – Lebenskunde
»*Liber divinorum operum*« – Buch der Gotteswerke (entstanden 1163 bis 1174)
»*Liber divinorum operum*« – Kosmologie

Medizinisch-heilkundliche Schriften

»*Liber subtilitatum diversarum naturarum creaturarum*«
- Teil I »*Physica*« – Naturkunde, 513 Kapitel über Pflanzen, Elemente, Bäume, Steine, Fische, Vögel, Säugetiere, Reptilien, Metalle
- Teil II »*Causae et Curae*« – Heilkunde

Singspiel und Lieder

Singspiel »*Ordo virtutum*« (entstanden vermutlich zur Einweihung der Kirche im Kloster Rupertsberg)
Mysterienspiel »*Ordo virtutum*«, 77 Lieder

Adressen

900 Jahre Hildegard von Bingen Förderverein e.V.
Sitz: St. Rupertuskloster, Rochusberg 3, 55411 Bingen
Tel.: 06721/14225, Fax: 06721/17379
e-mail: horst@goofy.zdv.uni-mainz.de
Vorstand: P. Dr. Josef Krasenbrink
Vorsitzender des Lenkungsausschusses: Peter Schönfeld

Arbeitskreis zur Förderung der Hildegardtradition
P. Dr. Josef Krasenbrink, Oblatenkloster St. Rupertus
Rochusberg 3, 55411 Bingen, Tel.: 06721/14225
Brigitte Giesbert, Basilikastraße 1, 55411 Bingen
Tel.: 06721/10237, e-mail: horst@goofy.zdv.uni-mainz.de

Benediktinerinnenabtei St. Hildegard Eibingen
Postfach 1320, 65378 Rüdesheim am Rhein
Tel.: 06722/499-0, Fax: 06722/499-185

Bund der Freunde Hildegards
Weinbergweg, A-4880 St. Georgen Attergau

Internationale Gesellschaft Hildegard von Bingen
CH-6390 Engelberg

International Hildegard von Bingen Society
c/o Pozzi Escot, 24 Avon Hill, Cambridge
Massachusetts 02140

Stichwortverzeichnis